JN196909

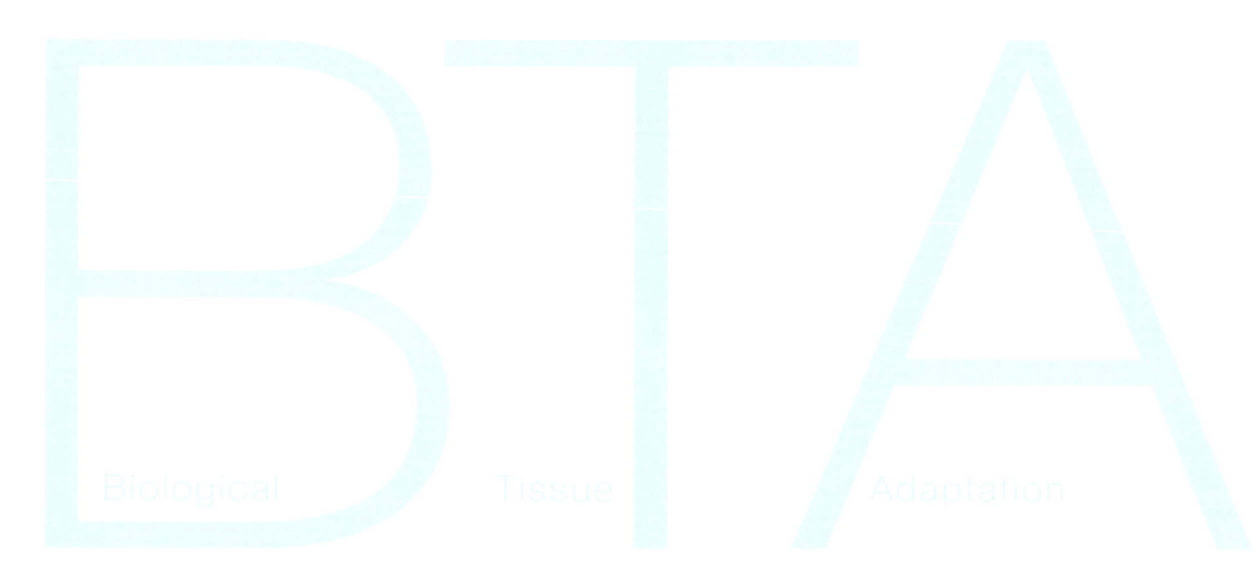


歯肉ラインを整え歯肉退縮を防ぐ

# BTAテクニック®の臨床

生物学的審美補綴法

TECHNIQUE

著 坪田健嗣

〈協力〉下野正基

# はじめに

筆者がはじめてBTAテクニック®を臨床で患者さんに用いたのは，25年以上前のことである．最初の症例は，矯正治療を行わずに歯並びを整える際に苦肉の策として試みたのだが，10年経過して歯肉を観察したところ，大変よい状態で驚いた．「事実は小説より奇なり」という言葉があるが，この不思議な事実に魅せられてしまった．

それ以来，BTAテクニック®がなぜ成功するのかを知りたくなり，優秀な臨床家，組織学者，病理学者に意見を聞きに行き，今までの文献を調べ，自分なりに考察を行い，その理由を追求してきた．その結果，成功する理由（本書の第3章参照）が，だんだんと解明できるようになってきた．直接的なエビデンスは十分でないかもしれないが，間接的なエビデンスは十分にあり，理論としてもかなり完成してきた感がある．また何よりも，BTAテクニック®を用いることで，今までの歯科の常識では解決できなかった問題を解決できたという長期的な真実が多数存在することは，本書の症例を見ていただければ明白であろう．

このテクニックは，当初，前歯の歯肉ラインを整えるために用いていたが，時間が経過しても歯肉退縮しないのを目の当たりにして，臼歯にも用いるようになった．根分岐部などに問題を抱える臼歯にBTAテクニック®を用いて歯冠形態を凹状から凸状に変えることでプラークコントロールがしやすくなり，新たな問題を解決できるようになった．

BTAテクニック®で最も重要なことは，BTA（Biological Tissue Adaptation）という名称そのもののコンセプトである．すなわち生物学的にみて，歯肉が補綴物マージンに適合することでシーリング（封鎖）をし，歯垢の付着，細菌の侵入を防ぐため歯周組織を健康に保てるという概念である．

BTAテクニック®は，シンプルなコンセプトでそれほど難しいテクニックではないが，その効果はとても大きい．本書によりBTAテクニック®を正しく学んでいただき，多くの患者に幸せをもたらしてくださることを願う次第である．

2019年8月

坪田健嗣

# BTA テクニック®とは——長期症例より

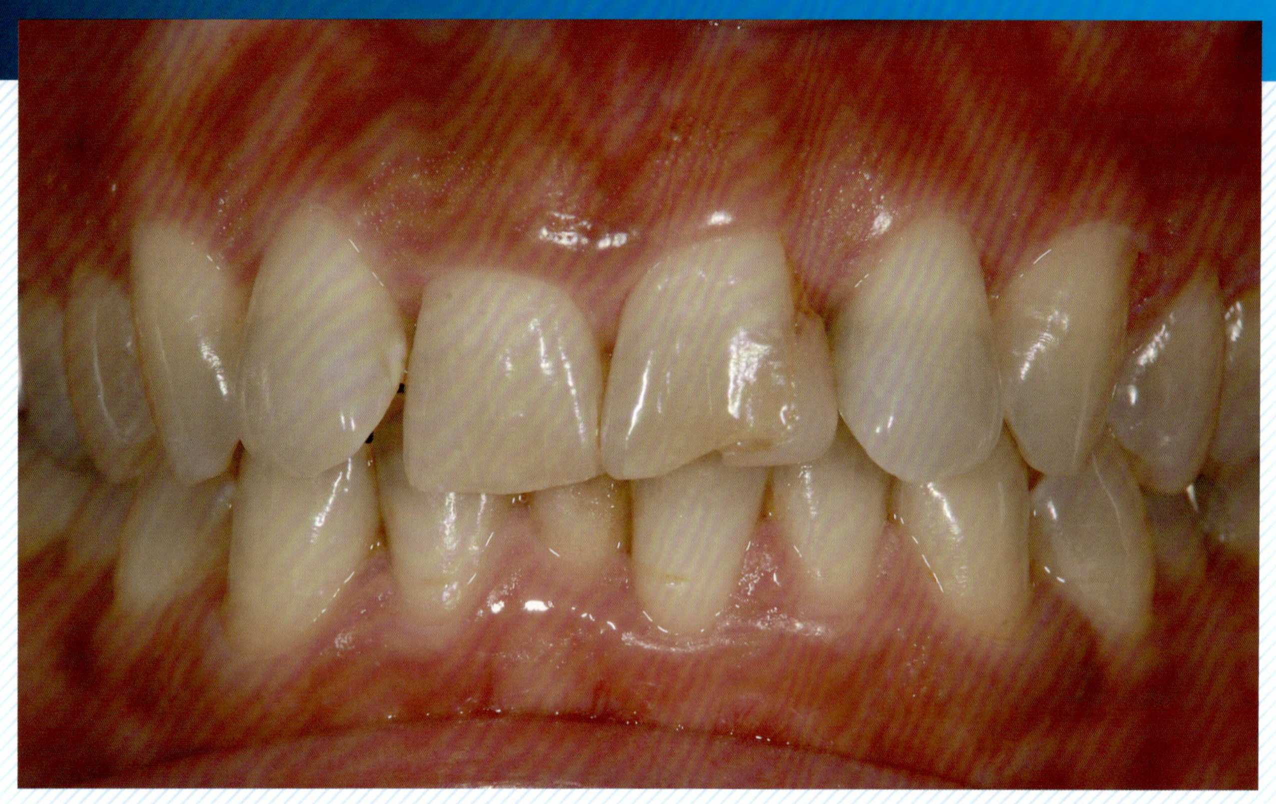

図１　術前：46 歳女性．上顎の前歯をきれいにしたいとのこと．1|1 は歯肉ラインを根尖方向に移動するために BTA テクニック®を用いたラミネートベニアを装着し，2|2 は通常のラミネートベニアを装着する計画をたてた．

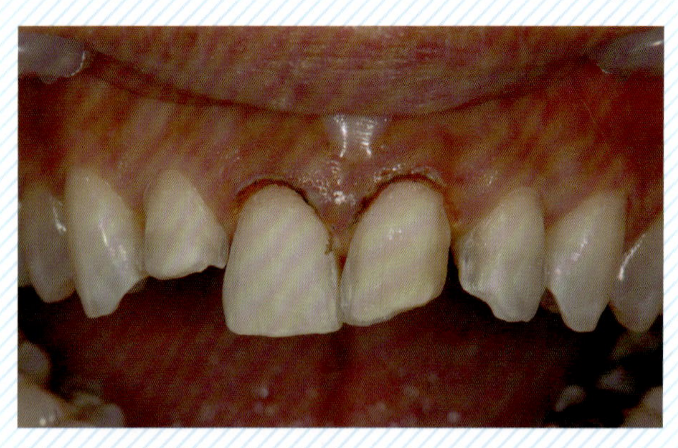

図２　歯肉切除と支台歯形成後：1|1 は歯肉ラインを根尖側に移動するために歯肉切除を行い形成．2|2 は歯肉ラインをそのままで形成．

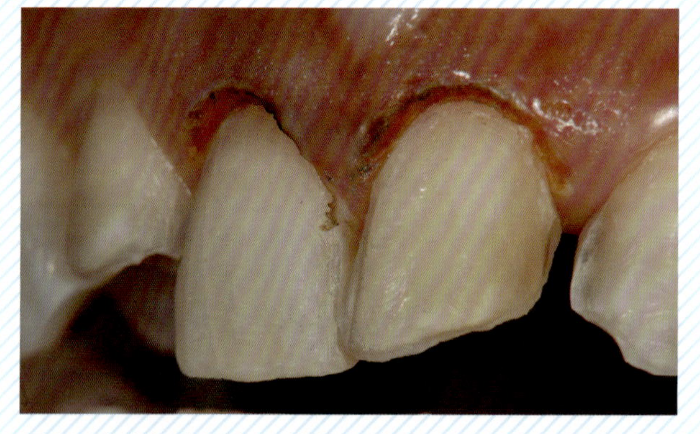

図３　歯肉切除を行った創面は肉眼ではよくわからないが，拡大して見ると幅がかなり大きいことがわかる．

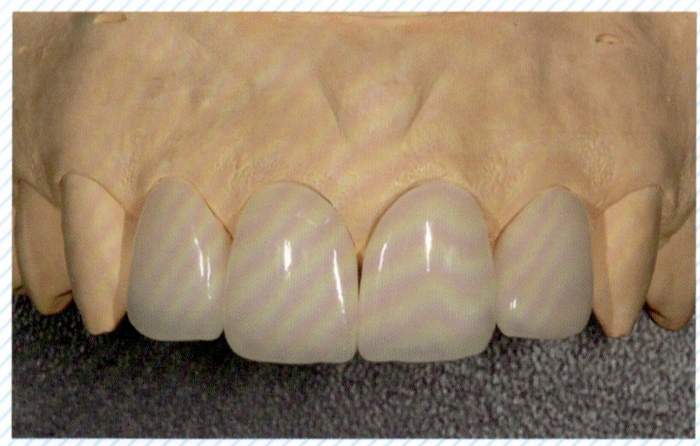

図４　作製されたラミネートベニア：1|1 は BTA ラミネートベニア，2|2 は通常のラミネートベニア．

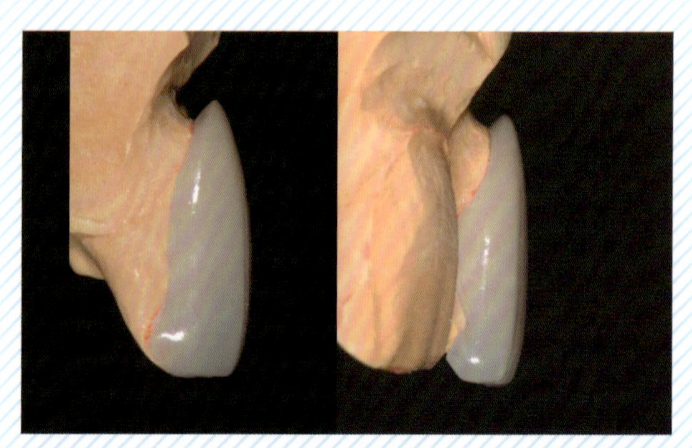

図５　1|1 ラミネートベニアの側面観：1|（左図）と|1（右図）は，オーバーハングのマージン（BTA マージン）となっている．ここが最大の特徴である．

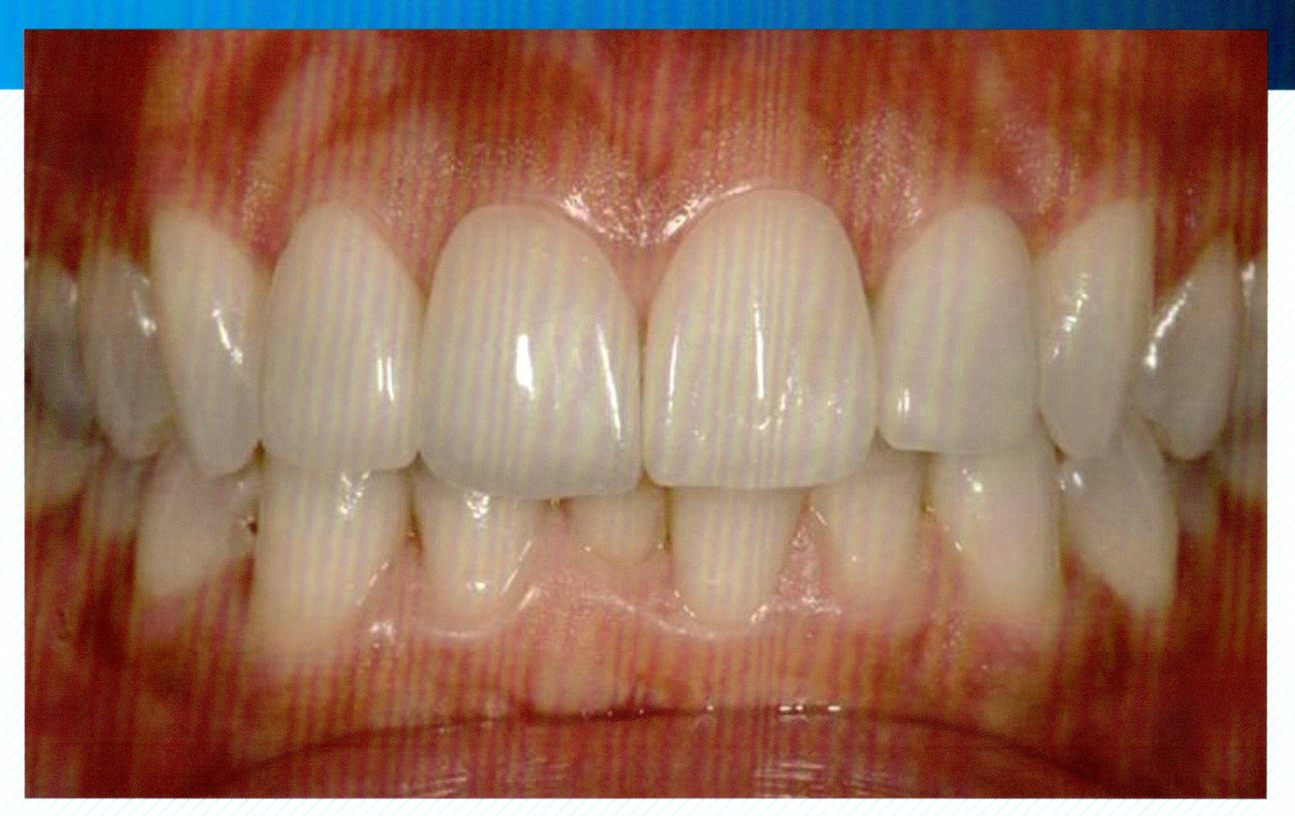

**図6**　術後３週間：BTA テクニック®により短期間に治療は終了した．1|1 の歯肉ラインは根尖方向に移動し，自然で美しい仕上がりに患者の満足度は高かった．

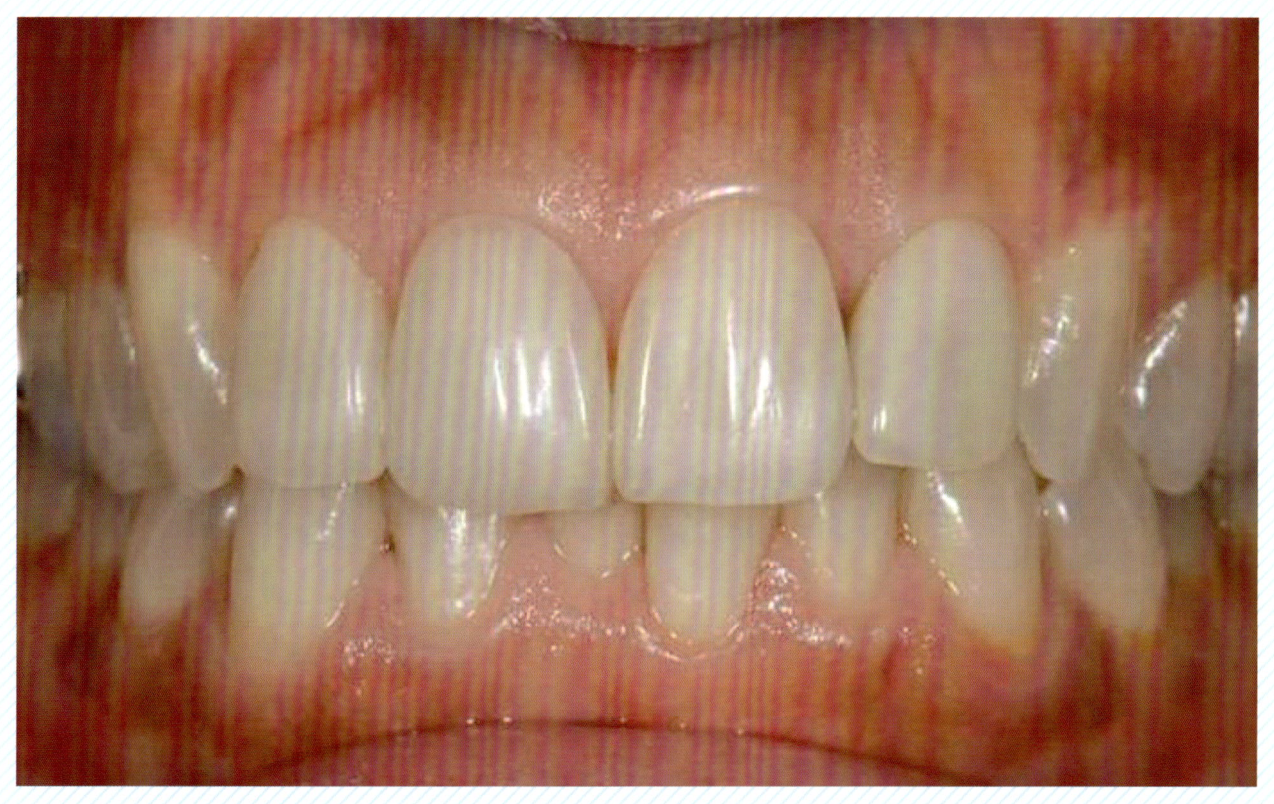

**図7**　術後９年３カ月：BTA テクニック®を用いた 1|1 の歯肉ラインは安定していて，歯肉の炎症も認められない．

# INDEX

はじめに …… 3

BTAテクニック®とは一長期症例より …… 4

## 第1章　BTAテクニック®で歯肉ラインを整える …… 9

Ⅰ. 歯肉ラインを整える(根尖方向に移動する)方法 …… 10
Ⅱ. BTAテクニック®の治療手順 …… 14
Ⅲ. 臨床例 …… 16
■症例1 …… 16
■症例2 …… 19
Ⅳ. BTAテクニック®の適応症, 禁忌症, 有効性と利点 …… 21
第1章の参考文献 …… 22

## 第2章　BTAテクニック®で歯肉退縮を防ぐ …… 23

Ⅰ. 歯肉退縮の問題点 …… 24
Ⅱ. 臼歯部でBTAテクニック®を用いるメリット …… 25
Ⅲ. 臨床例 …… 25
■症例1 …… 25
■症例2 …… 30
Ⅳ. オーバーブラッシングによる歯肉退縮は,
どのようなメカニズムで起きているのであろうか? …… 30
1. 歯肉退縮しやすい歯肉とはどんな歯肉か? …… 30
2. 歯肉退縮のメカニズム …… 31
3. 歯肉退縮とbiologic widthの関係 …… 32
Ⅴ. なぜBTAテクニック®で, 歯肉退縮を抑制できるのか? …… 32
第2章の参考文献 …… 33

## 第３章　BTAテクニック®が成功する生物学的な理由 …… 35


Ⅰ. 3次元的なbiologic width …… 36
Ⅱ. 補綴装置マージンと歯肉の適合……Biological Tissue Adaptation …… 37
1. BTAコンセプト …… 37
2. オベイトポンティックとの比較 …… 37
3. BTAマージンに適合する上皮が非角化上皮になる理由 …… 39
4. 分子生物学的見地からみた上皮性付着の可能性 …… 40
5. プラークフリーゾーンとBTAインナーマージン …… 41
Ⅲ. 辺縁歯肉の厚みの増加 …… 41
Ⅳ. 歯肉縁と補綴装置唇側部の平坦化 …… 42
Ⅴ. 辺縁歯肉のサポート(歯肉線維, 血管) …… 42
Ⅵ. 補綴装置マージンによる辺縁歯肉の物理的保護 …… 43
Ⅶ. 辺縁歯肉の骨縁への近接 …… 43
第3章の参考文献 …… 44


## 第４章　BTAテクニック®に対するQ&A …… 45


Q1 BTAテクニック®に対する2大疑惑①
BTAテクニック®はBiologic Widthを侵襲しているのか? …… 46

Q2 BTAテクニック®に対する2大疑惑②
オーバーハングマージンは歯周組織に有害であるか? …… 47

Q3 歯肉切除には何を用いるのか? …… 48

Q4 隣接面の形態にもBTAテクニック®を適用するのか?
舌側にBTAテクニック®を用いることはあるのか? …… 49

Q5 プロビジョナルの作り方は? …… 49

Q6 メインテナンスについて …… 50

Q7 技工についての注意点 …… 50

Q8 アウターマージンの位置, BTAアングルの角度での注意点は? …… 50

Q9 セメンティングでセメントの取り残しが起こらないのか? …… 51

Q10 BTAテクニック®の支台歯形成のマージンは,
シャンファー, ショルダー, ナイフエッジの中で何がいいのか? …… 51

Q11　BTAテクニック®をインプラントに用いることは有効か? …… 52

Q12　BTAテクニック®の経過観察結果は? …… 53

## 第５章　BTAテクニック®の臨床例 …… 55

症例Ⅰ　BTAテクニック®で歯肉ラインを整える …… 56
症例Ⅱ　BTAテクニック®によるラミネートベニア修復の20年長期症例 …… 58
症例Ⅲ　BTAテクニック®で治療後，歯肉の発赤が消失した症例 …… 60
症例Ⅳ　BTAコンセプトを応用した分割抜歯後のクラウン作製 …… 62
症例Ⅴ　術後，マージン部に被った歯肉を退縮させるため逆ローリング法を指導した症例 …… 64

## 付章　病理学的にみたBTAテクニック®における上皮付着の可能性 ［下野正基］ …… 65

Ⅰ．BTAテクニック®では生物学的幅径は維持されるか? …… 66
Ⅱ．エナメル質側に残存した上皮組織はどうなるのか? …… 67
Ⅲ．歯肉切除後に上皮はどのように再生するのか? …… 67
Ⅳ．接着タンパクの発現は何を意味するのか? …… 69
Ⅴ．再生歯肉上皮に接着タンパクは発現するのか? …… 69
Ⅵ．歯肉切除後に4-METAレジンパックを適用するとどうなるか? …… 70
Ⅶ．4-METAレジンパックを除去すると歯肉上皮はどのように変化するか? …… 72
Ⅷ．再生上皮は角化するか? …… 73
Ⅸ．セラミックに対する細胞応答 …… 73
Ⅹ．セラミックに隣接する上皮細胞はどのような変化をするのか? …… 76
Ⅺ．BTAテクニック®における上皮付着の可能性 …… 76
付章の参考文献 …… 76

BTAテクニック®に関する文献 …… 78

あとがき …… 79

# 第1章

# BTAテクニック®で歯肉ラインを整える

本書でご紹介するBTAテクニック®(1-1)は，歯肉ラインを整える（根尖方向に移動する）ために考案した治療法である．補綴装置の支台歯形成と同時に歯肉切除を行い，切除された歯肉が後戻りしないようにオーバーハングの形態で補綴装置のマージンを作成する手法である(1-2)．一見して補綴装置のマージンが「オーバーハング」の形態をしているため「ありえない」と思う読者も多いかもしれない．歯科医師が「オーバーハング」に対して良いイメージを持たないのは，ごく自然である．しかし，本テクニックの長期的な観察結果は良好であり，成功する理由についても，臨床的考察，組織学的考察からかなり説明がつくようになった．少し違った方向から見ると１つ１つが既存の考え方で説明でき，それらがミックスされて良い結果につながっているのである．

本章ではまず，BTAテクニック®の概要を臨床例を示しながらご紹介したい．BTAテクニック®はまだまだ完全なテクニックとは言えない部分もあるが，決して「ありえない」治療法ではなく，多くの利点や可能性を持っていることをご理解いただけるはずである．

## Ⅰ．歯肉ラインを整える（根尖方向に移動する）方法

審美的な補綴を行う際に歯肉ラインを左右対称に整えることは重要な要件である（1-3）が，単に歯肉切除を行って補綴装置を装着した場合には，biologic width（生物学的幅径）[1，2]の再構築により歯肉ラインは後戻りしてしまうことが多い[3]（1-6-a参照）．そのため，歯肉ラインを根尖方向に移動させたい場合には，矯正治療[4]を行うか，biologic widthを維持するために歯肉剝離，骨削除を伴う歯冠延長術（歯周外科手術）[5～7]が必要となる．また，矯正治療で歯肉ラインを整える場合には，矯正の専門的な知識と技術が必要である．治療期間も数カ月を要し，矯正治療終了後，歯肉の形態や骨縁を整えるために，さらに歯周外科手術が必要となることさ

**BTAテクニック®**

**Biological Tissue Adaptation**
**生物学的な歯肉組織の適合**

＊補綴装置マージンに辺縁歯肉が適合することで，
歯肉の健康を保つことができる

1-1　BTAテクニック®とは．

1-2　BTAテクニック®のマージン形態と用語について.
BTAマージン：オーバーハングの形態で歯肉と接する部分.歯肉切除後の歯肉幅と同じとする.
インナーマージン：従来のマージンで，内側に位置しており変更できない.
アウターマージン：外側に位置しており，装着後，歯肉ラインと同位置となる．歯肉の表面上に位置するが，歯科技工にて任意に上下的位置を変更できる.
BTAアングル：歯の形成面とBTAマージンのなす角度で，アウターマージンの位置により変化する.

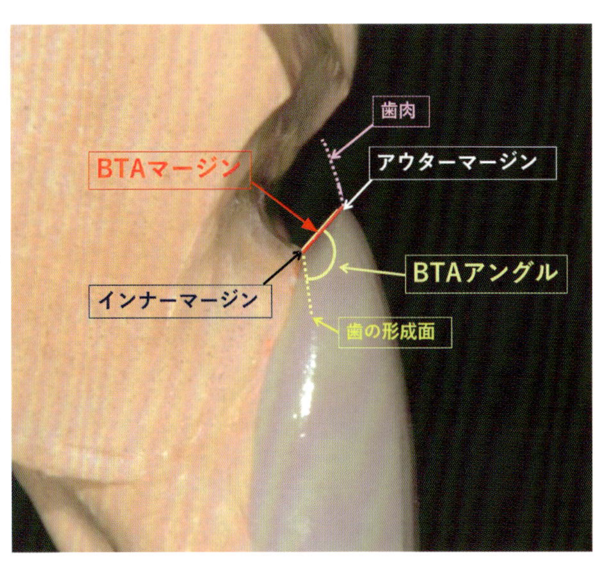


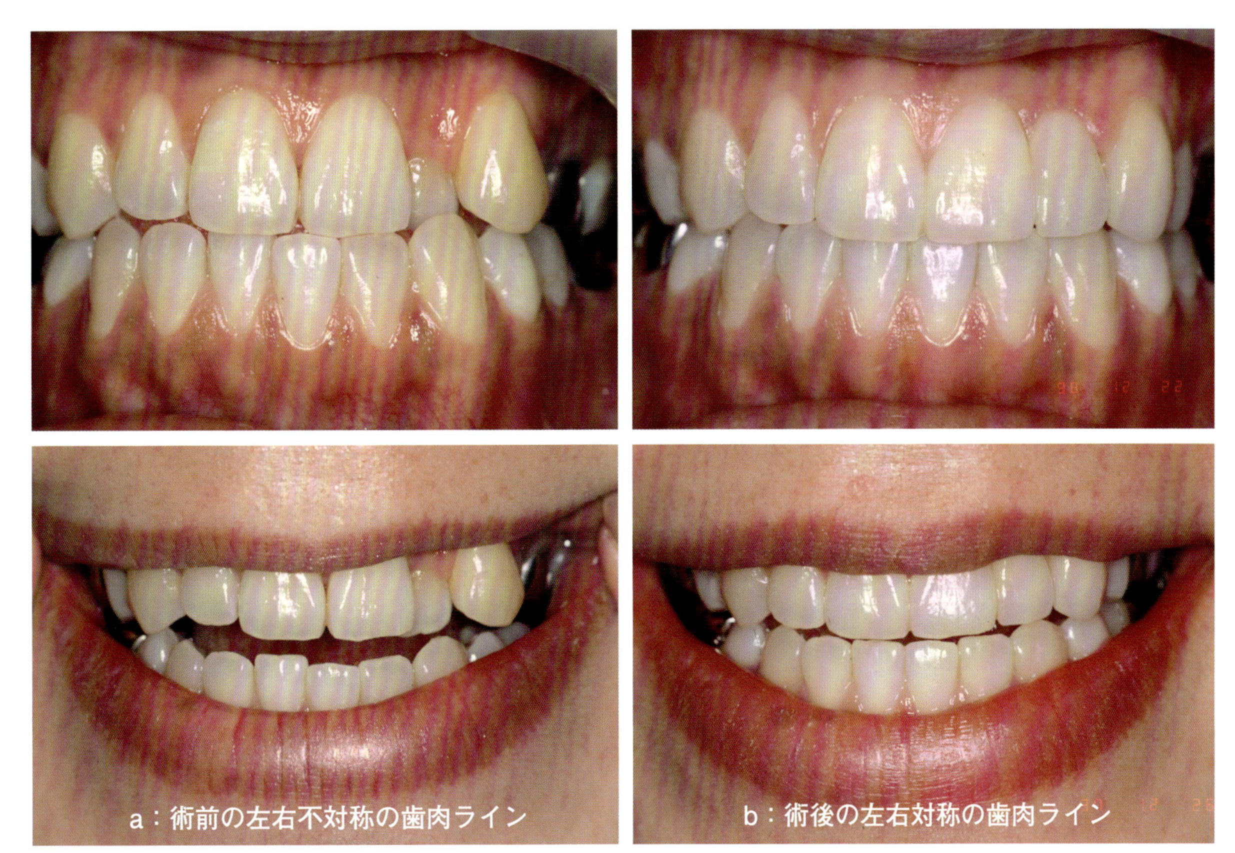


1-3　歯肉ラインの左右の対称性は，審美補綴を行う際に，重要である.

Ⅰ．矯正

Ⅱ．歯冠延長術（歯周外科）
…骨削除を伴った歯肉剝離手術

Ⅲ．BTAテクニック®
…補綴的手法

1−4　歯肉ラインを整える（根尖方向に移動する）方法.

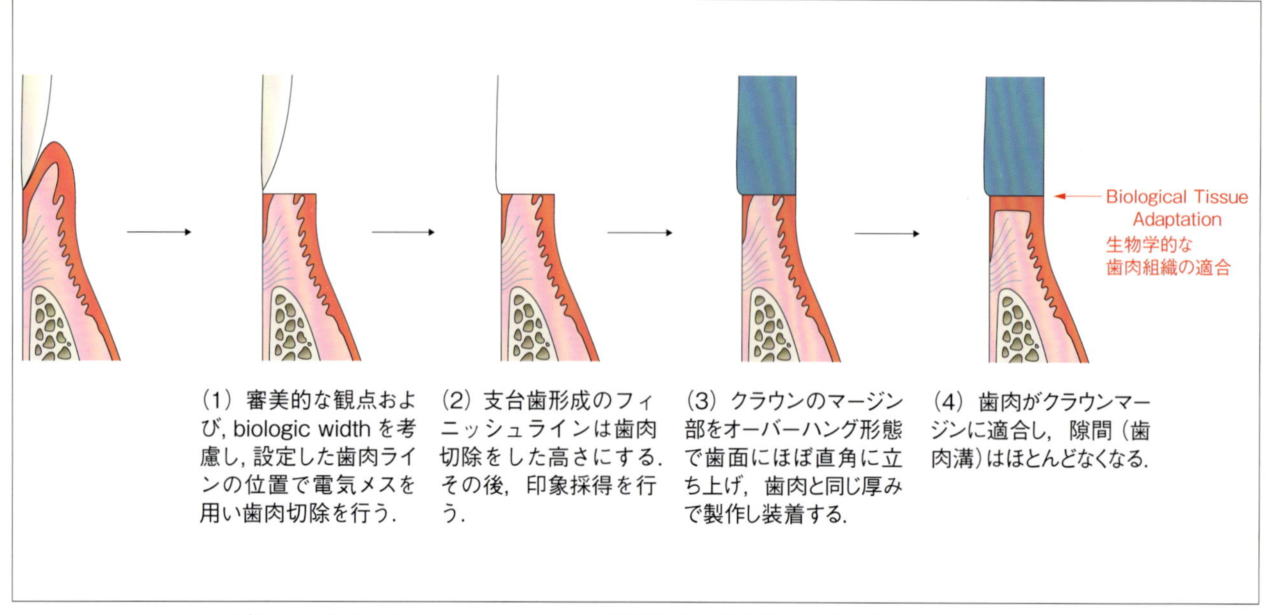


1−5　BTA テクニック®は，ラミネートベニア，クラウンの補綴治療を行う際に，歯肉切除を行い，補綴装置のマージン形態をオーバーハングの形態とすることで生物学的に歯肉組織の健康を維持し，歯肉の後戻りや歯肉退縮を防止できる治療法で，その他にも多くの利点を有する.

えある．また，治療後，可撤式のリテーナーを使用した場合には，時間が経過することで，歯の位置が後戻りしてしまうことが頻繁に起こる．補綴装置を使って固定をする場合には，その問題は解決されるが，本来，必要のない歯に対してもクラウンが必要になったり，プラークコントロールが難しくなる，という欠点がある.

　また，歯冠延長術で歯肉ラインを根尖方向に移動する場合には，biologic width を維持するために通常は歯肉剝離と骨削除が必要となる．そのため，歯科医師には歯周

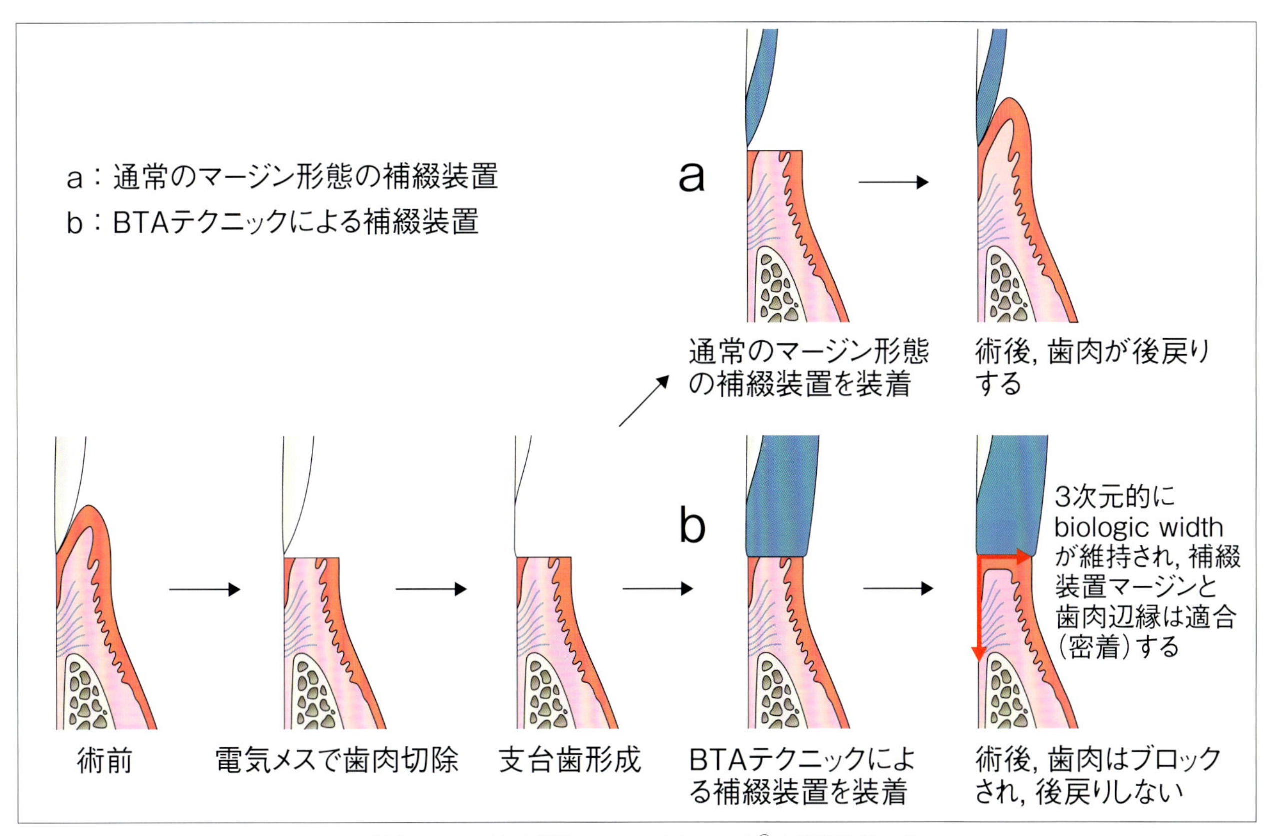


**1-6**　通常のマージン形態とBTAテクニック®の補綴装置の違い.

外科の専門的な知識と技術が必要とされる．当然，歯周組織への侵襲も大きく，歯肉ラインが安定するまでには治癒期間が数カ月必要となる．手術後，歯肉の厚みが大きくなってしまう場合や歯が舌側に転位している場合には，再び歯肉ラインは後戻りすることも多い．また外科手術を行うということは，患者にとって肉体的，精神的な負担は，歯科医師が思っているよりもずっと大きいようである．そのため，患者が歯肉ラインを整えることをあきらめることもしばしばである．

そこで，患者の負担が少ない治療法として，20年以上前にBTAテクニック®を考案し，その後，改良を重ねてきた（**1-4**）．BTAテクニック®は，ラミネートベニア，クラウンの補綴治療を行う際に，歯肉切除を行い，補綴装置のマージン形態をオーバーハングの形態とすることで，生物学的に歯肉組織の健康を維持し，歯肉の後戻りや歯肉退縮を防止できる治療法である．すでに500症例以上にBTAテクニック®による治療を実行し，長期的にも歯肉の炎症，後戻り，退縮を抑制し，良い結果を得ている．

BTAテクニック®の治療法を**1-5**に示した．また通常のマージン形態とBTAテクニック®の補綴装置の違いを**1-6**に示した．

以下，実際の治療手順を示す．

## BTA テクニック®の治療手順

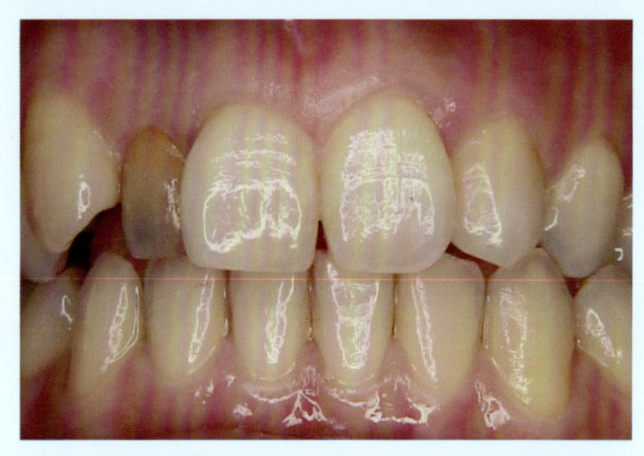

1-7　術前の口腔内．2|は失活歯で変色し，舌側転位している．BTA テクニック®により，ラミネートベニアを装着して，変色，歯並びを治す計画をたてた．

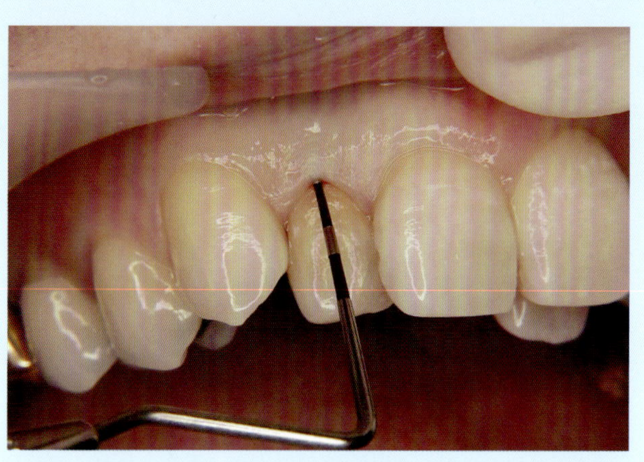

1-8　骨縁の位置の診査．局所麻酔後，ボーンサウンディングを行ったところ，歯肉縁から骨縁までは約 3 mm であった．

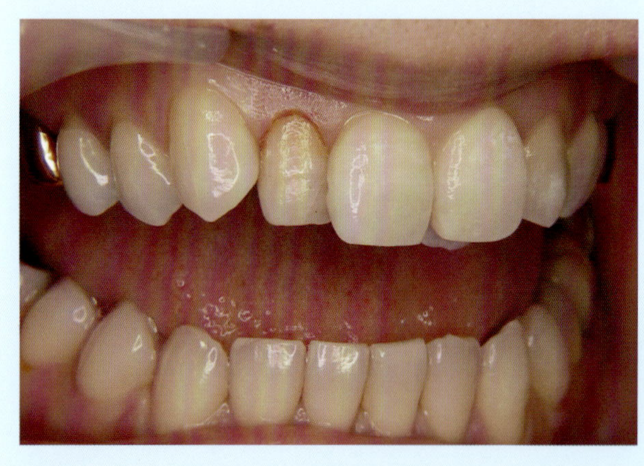

1-9　歯肉切除と支台歯形成．歯肉ラインの審美性ならびに biologic width を考慮し，電気メスにより約 1 mm 歯肉切除を行い，印象採得を行った．ほとんど歯質は削っていない．

## Ⅱ．BTA テクニック®の治療手順（1-7～1-12）

**① 電気メスによる歯肉切除**

審美的な観点および biologic width（特に結合組織性付着）を考慮し，設定した歯肉ラインの位置で，電気メスを用いて歯肉切除を行う（筆者は電気メスを用いているが，他を用いてもよい．48頁の「Q3 歯肉の切除には何を用いるのか」参照）．なお，ボーンサウンディングにより骨縁の位置を診査しておく必要があり，少なくとも骨縁から1.5mm 離して歯肉切除を行う（**1-7・1-8**）．

**② 支台歯形成，印象**

唇側の支台歯形成は，基本的には，歯肉切除を行った位置と同じ位置にフィニッシュラインを設定し，形成を行う．印象は止血を確実に行ってから行う（**1-9**）．

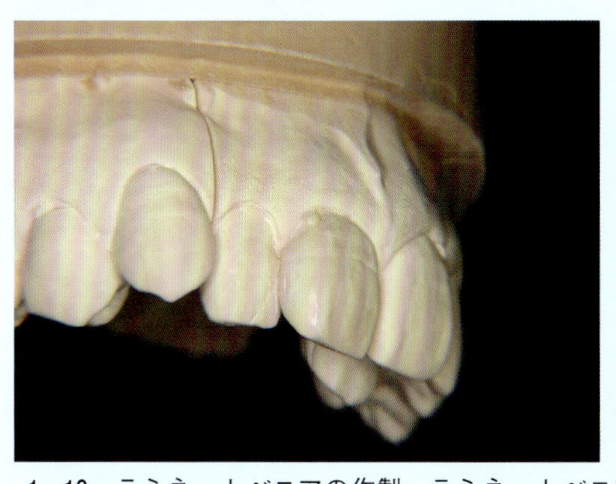
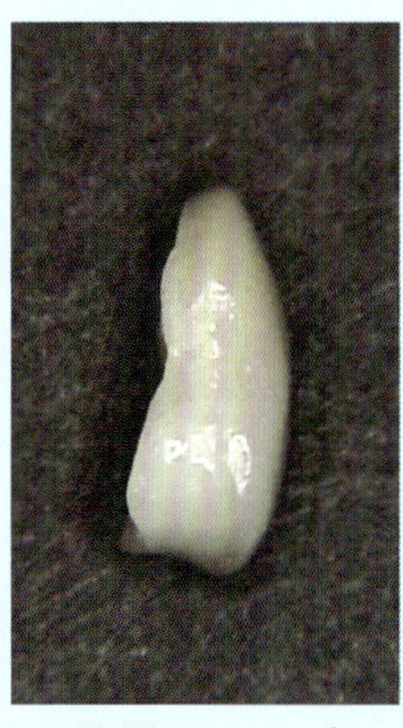
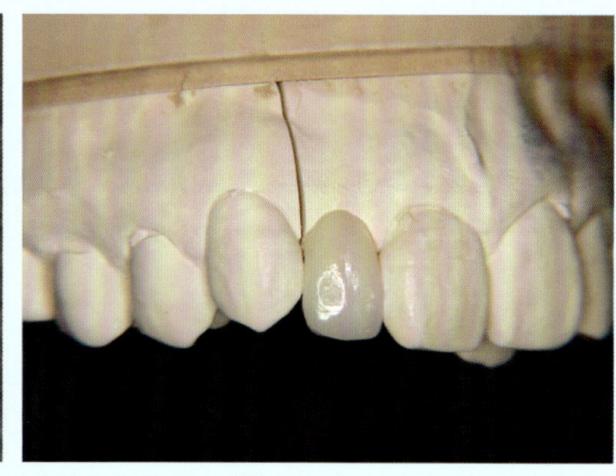

1-10　ラミネートベニアの作製．ラミネートベニアの唇側マージン部は，歯肉と同じ厚み（約1mm）で歯面にほぼ直角に立ち上げ，作製した．

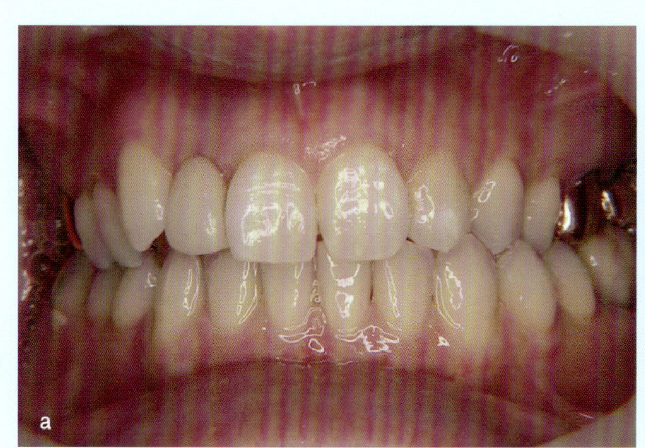
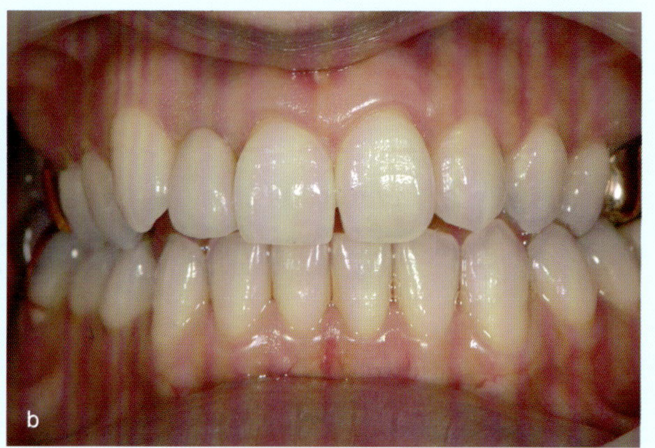

1-11　a：ラミネートベニア装着直後．b：術後4年．審美性と歯肉の健康は保たれている．

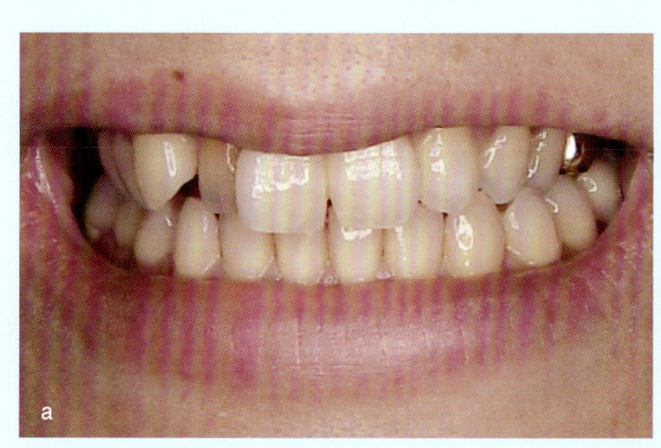
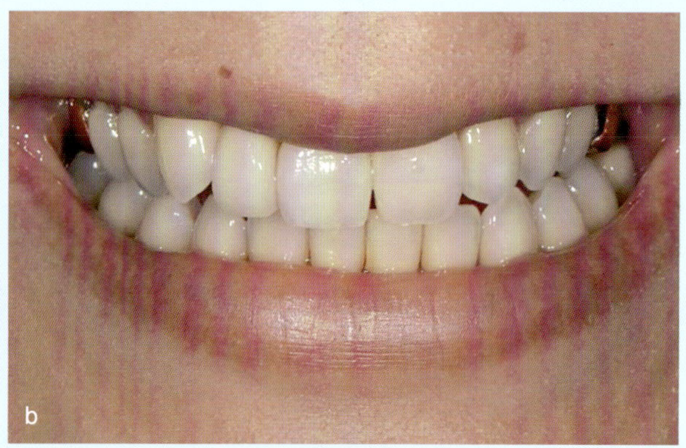

1-12　a：治療前．b：術後4年．

### ③　プロビジョナルレストレーションの作製法

プロビジョナルレストレーションは，歯肉切除を行った歯肉辺縁部で，切端側方向に後戻りしないように歯肉に接触させ，歯肉とほぼ同じ厚みに作製する．本症例では，口腔内で直接コンポジットレジンを築盛して作製した．歯肉との接触部の研磨は行っていない．

### ④　ラミネートベニア（クラウン）の作製方法

歯肉切除を行った唇側では，ラミネートベニアのマージンは歯面にほぼ直角に立ち上げ，歯肉創面とほぼ同じ厚みで作製する（**1－10**）．

### ⑤　ラミネートベニア（クラウン）装着

通法に従ってラミネートベニアの装着を行う．その際には，ラミネートベニアのマージンと歯肉との間にセメントができる限り残らないように注意する（**1－11・1－12**）．

## Ⅲ．臨床例

**■症例 1（1－13～1－17）**

**患者**：50歳，女性

**初診**：2004年11月

**主訴**：上の前歯をきれいにしたい．歯の色，歯並びが気になる．

**所見**：1|1 の歯肉ラインは不揃いであり，1| の歯肉ラインは |1 に比較して約 1 mm 切端側に位置している．|1 は捻転しており，遠心部が唇側に出ている．下顎の前歯は叢生となっている（**1－13**）．

**治療経過**：上顎に関しては，審美的な観点から，1| の歯肉ラインを根尖側に 1 mm 移動することが望まれた．矯正治療，歯冠延長術は，時間がかかること，大掛かりな外科手術を行うことを患者が拒否した．

1| に BTA テクニック®を用いて歯肉ラインを根尖側に 1 mm 移動し，ラミネートベニアを装着することとした．|1 は捻転を治すためラミネートベニアを通法に従って装着することとした．

1| は，歯肉溝プローブによりボーンサウンディングを行ったところ，骨縁から歯肉縁までの距離は 3 mm であった．電気メスにより約 1 mm 歯肉切除を行い，その位置をラミネートベニア形成のフィニッシュラインとした（**1－14**）．

ラミネートベニアの製作は，**1－15**に示すように歯面にほぼ直角で歯肉創面と同じ厚みに製作した．装着後 4 年 1 カ月，さらに13年10カ月（2018年 9 月）においても歯肉の炎症はなく，後戻り，退縮も起きていない（**1－16・1－17**）．

## ◆症例1

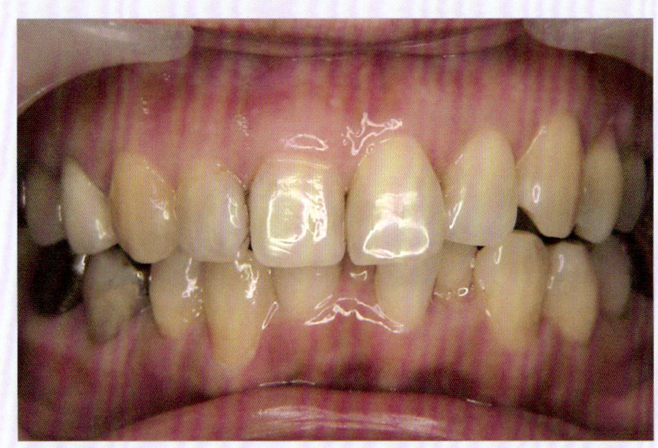

1-13　術前の口腔内．1|1の歯肉ラインは不揃いであり，|1は捻転している．1|1にラミネートベニアを用いて治療を行うこととした．1|は，BTAテクニック®により歯肉ラインを根尖方向に1mm移動する計画をたてた．

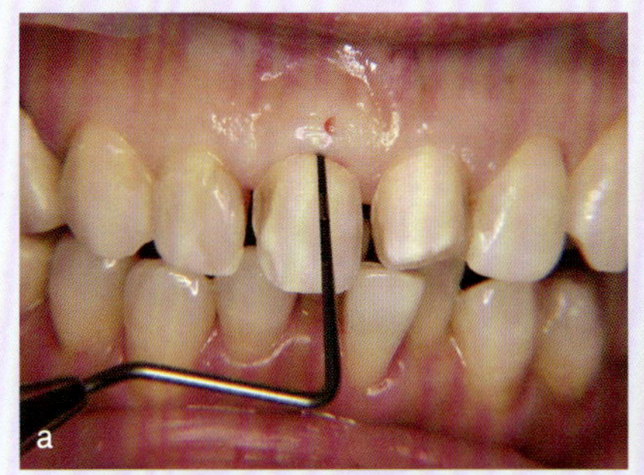


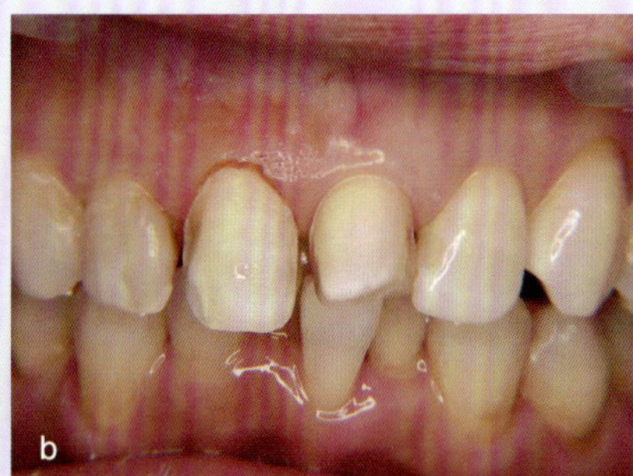


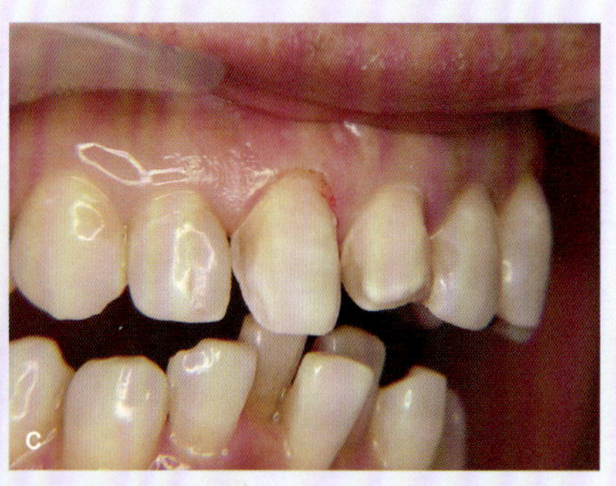


1-14　a：ボーンサウンディングを行っているところ．歯肉縁から骨縁までの距離が3mmである．
b，c：局所麻酔下で電気メスにより1mmの歯肉切除を行った．削除後，歯肉創面の厚みは約1mmとなっている．

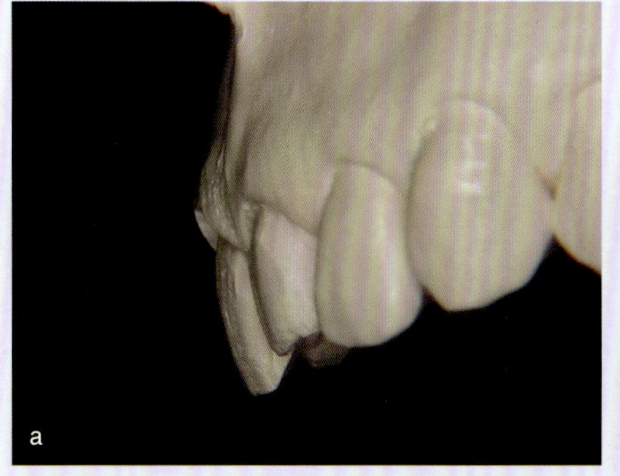


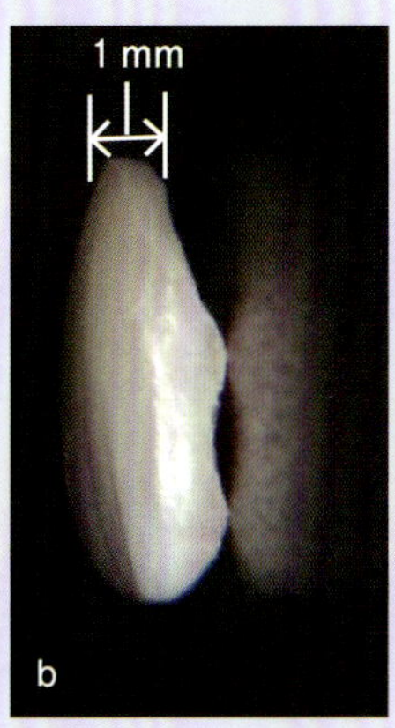


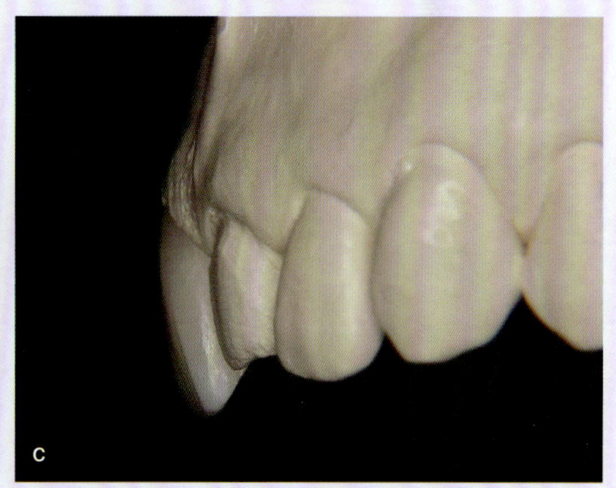


1-15　1|のBTAテクニック®を用いたラミネートベニアの技工．
a：歯肉切除により，辺縁歯肉の厚みは約1mmとなっている．
b：ラミネートベニアのマージンは，歯面に直角で約1mmの厚みにする．
c：ラミネートベニアを模型に戻すと，歯肉部とラミネートベニアは，ほぼ平坦になる．

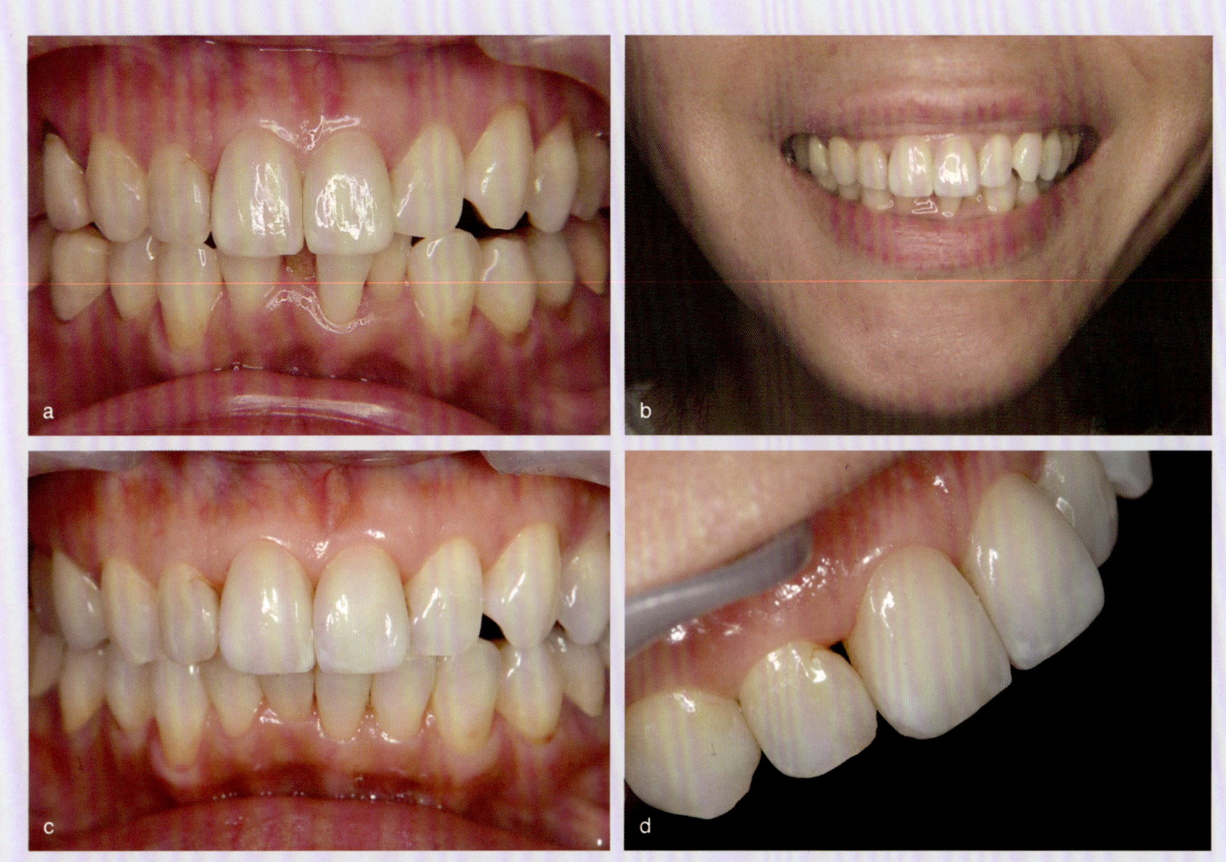

1－16　a，b：術直後．
c，d：術後４年１カ月．

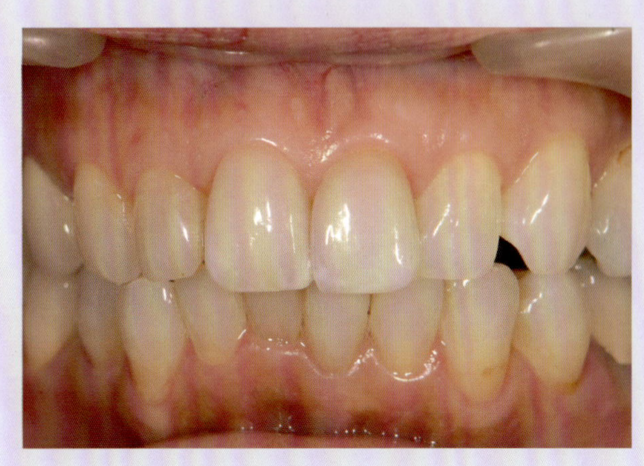

1－17　術後13年10カ月．

## ◆症例２

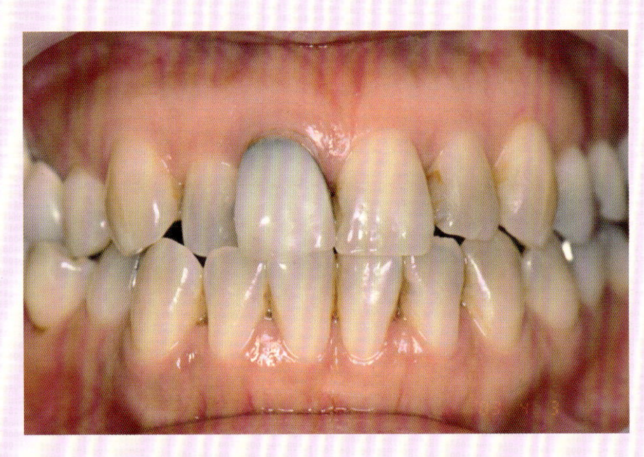

1－18　術前の口腔内．2|は，舌側に転位し反対咬合となっている．2|は，BTAテクニック®により歯肉ラインを1.5mm根尖方向に移動し，ラミネートベニアを装着する計画をたてた．1|は，オールセラミッククラウンを装着することとした．

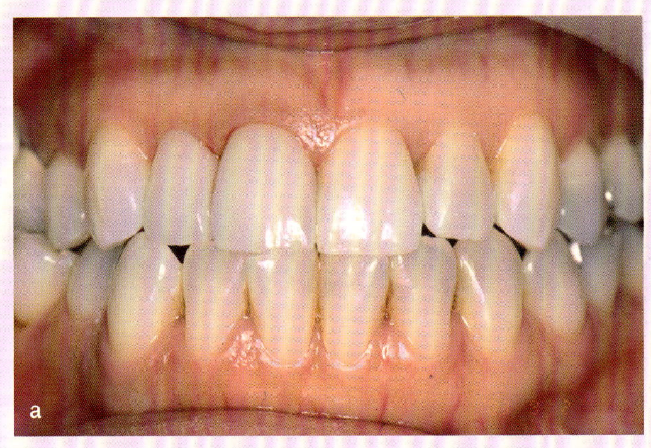

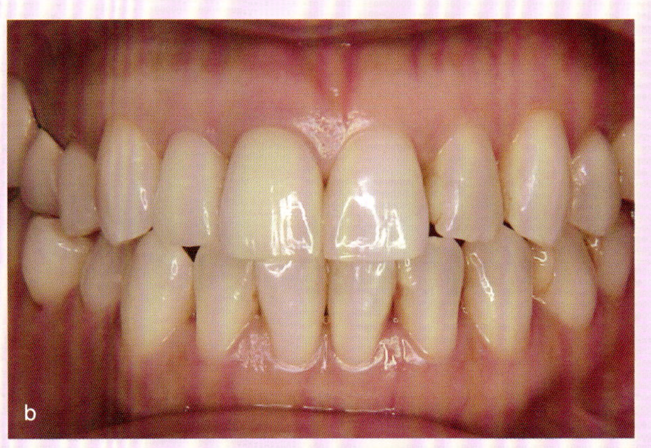

1－19　2|は，BTAテクニック®により電気メスで約1.5mmの歯肉切除を行い，ラミネートベニアを装着した．術後５年４カ月において，歯肉ラインは後戻りせず，健康を維持している．また，エックス線写真（1－21）から，骨吸収は認められない．
a：術直後，b：術後５年４カ月．

### 症例２（1－18～1－22）

**患者**：43歳，女性

**初診**：2003年４月

**主訴**：上の前歯をきれいにしたい．歯の色，歯並びが気になる．

**所見**：1|には，継続歯が装着されており，歯頸部に黒く変色が認められる．2|は，舌側に転位し反対咬合となっており，歯肉ラインは|2に比較して，約1.5mm切端側に位置している（1－18）．

**治療経過**：1|は，継続歯を除去し，ファイバーポスト併用レジンコアにて築造後，通法どおりオールセラミッククラウンを装着した．舌側転位していた2|は，整った歯列に見えるように厚みのあるラミネートベニアを装着することにした．

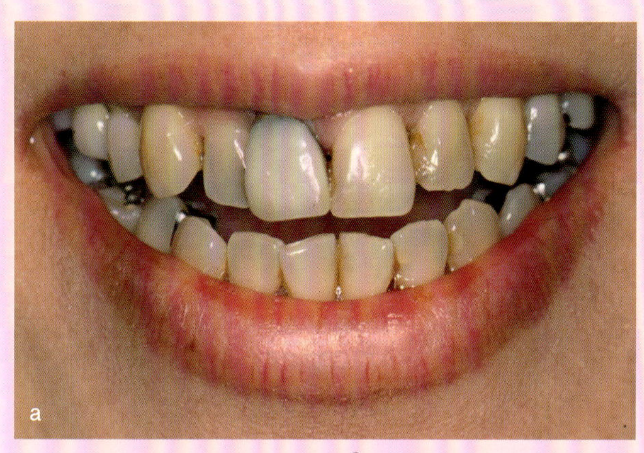


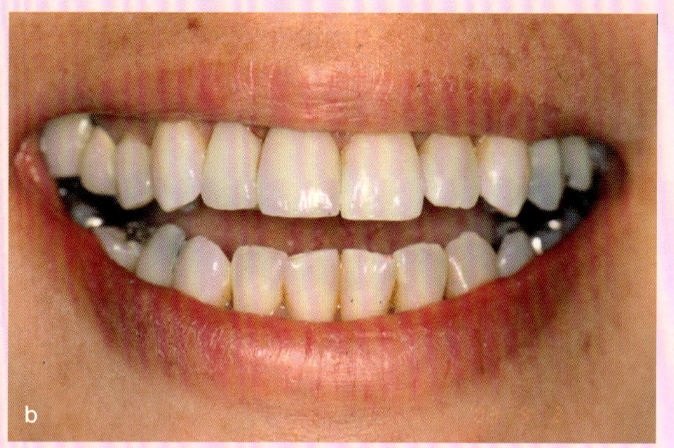


1-20　BTA テクニック®を用いることで，舌側転位した歯を自然な形態で唇側に移動したように見せることが可能となる．
a：術前，b：術後．

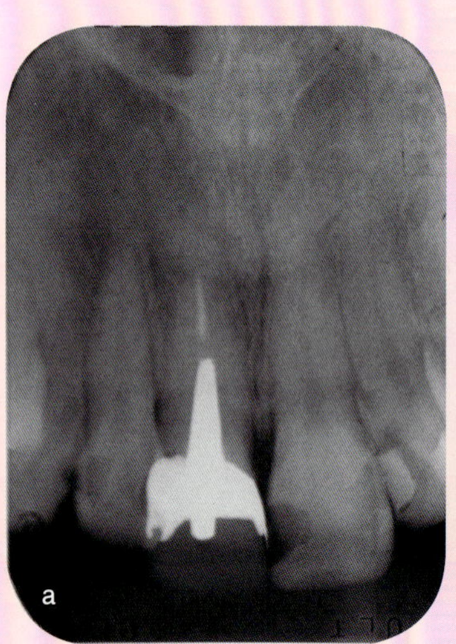


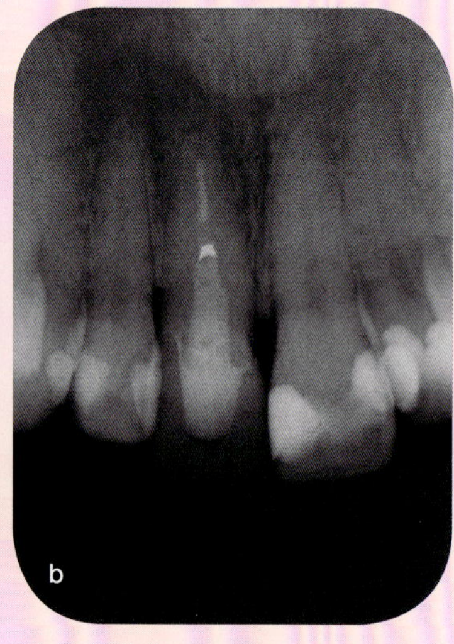


1-21　2|には BTA テクニック®を用いたラミネートベニアが装着されたが，術後５年４カ月のエックス線写真では，著明な骨吸収は認められない．
a：術前，b：術後５年４カ月．

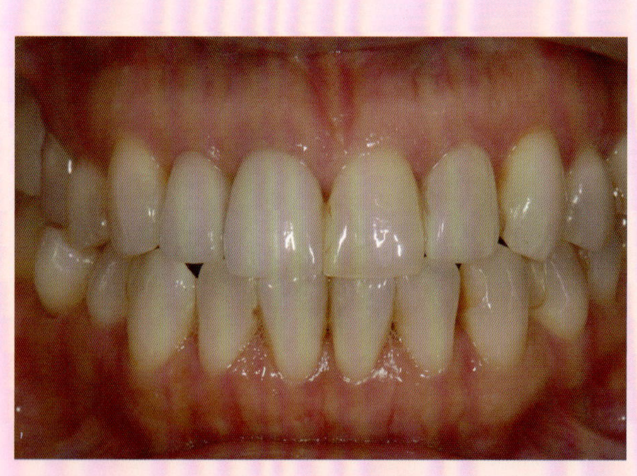

1-22　術後13年９カ月．

ただし，2|の歯肉ラインを根尖方向に移動しなければ，歯肉ラインの左右の対称性を改善できず，その上，歯冠長が短く唇側傾斜し，審美的補綴はできないものと判断した．

そこで，歯肉ラインを根尖方向に移動するためBTAテクニック®を用い，約1.5mmの歯肉切除を行った後に，厚みのあるラミネートベニアを装着した（1-19・1-20）．

BTAテクニック®を用いることで，舌側転位を治す際に2|の歯肉ラインを根尖側に約1.5mm移動できたのと同時に，歯頸部から切端部にかけての唇側傾斜を緩やかにし，唇側方向に約1.0mm移動したように自然で審美的な形態に見せることができた．

術後5年4カ月では，歯肉に炎症は認められず，歯肉ラインの後戻りや歯肉退縮もなく，良好な審美性と歯肉の健康を保ち，エックス線診査でも治療前と比較して骨吸収は認められなかった（1-21）．さらに13年9カ月後（2017年6月）においてもほとんど変化はなく，歯肉の健康は保たれている（1-22）．

## Ⅳ．BTAテクニック®の適応症，禁忌症，有効性と利点

### ■ BTAテクニック®の適応症

**歯肉炎，歯周炎がなく，歯肉切除直後に，歯肉縁が骨縁から1.5mm以上離れ，付着歯肉幅が2.0mm以上残ることが前提**

- ラミネートベニアやクラウンによる補綴に際し，歯肉ラインを根尖方向に移動したい症例
- ラミネートベニアやクラウンで，舌側転位歯を，唇側に出したい症例
- 歯根の凹部や根分岐部のプラークコントロールをしやすくしたい症例
- 縁下カリエスだが，挺出や歯冠延長術ができない症例

### ■ BTAテクニック®の禁忌症

- プラーク性歯肉炎，歯周炎の罹患歯
- 歯肉切除直後に，骨縁から歯肉縁までが1.5mm以下になってしまう症例
- 歯肉切除直後に，付着歯肉幅が2.0mm以下となってしまう症例
- 生理的動揺の範囲を超えた動揺のある歯
- 矯正中の歯，咬合の安定しない歯
- 歯肉が非常に厚い場合などで，アウターマージンを唇側（頰側）歯肉の表面に位置させると唇側（頰側）に出過ぎ，審美的またはプラークコントロールの観点から好ましくない症例
- 電気メス使用に関しては，心臓ペースメーカーの使用者

■有効性と利点

① 補綴的手法で歯肉ラインを整える（根尖方向に移動する）ことができ，歯周外科手術の専門的な技術を要しない．

② 電気メスを使用することで，簡便で正確な歯肉ラインの形成ができ，出血も少なく，支台歯形成，印象採得も同日に可能である．

③ 歯肉剝離も骨削除も必要ないため，歯周組織へのダメージがたいへん少なく，アタッチメントロスも起きない．その上，全体の治療期間が大幅に短縮できるとともに，患者への精神的，肉体的な負担が少なくてすむ．

④ 舌側転位歯の歯並びを整える際には，根尖側に歯肉ラインを移動すると同時に，唇側傾斜させず唇側に移動したように見せることが可能である．当然，舌側転位歯を抜歯してブリッジにする必要はない．

⑤ クラウンマージンで歯肉を抑えるため歯肉の後戻りがなく，審美性を保てる．

⑥ 辺縁歯肉はクラウンマージンに適合するため，歯垢の沈着，細菌の侵入を抑えることができ，非角化した歯肉は滲出液による防御能力が高まる．

⑦ 歯肉辺縁部が厚くなるため血流も良くなり，骨吸収や歯肉退縮が起きにくい生物学的に有利な環境が作られる．

⑧ クラウンマージンの厚みが厚くなることで，色調的にも強度的にも有利な条件となり，歯質の削除量は少なくてすむ．

⑨ 歯肉とクラウンの境界部の窪みが少なくなることで，歯ブラシによる清掃，口唇，頰粘膜による自浄作用に有利となる．

**第１章の参考文献**


1）Ingber JS, Rose LF, Coslet JG：The "biologic width"-a concept in periodontics and restorative dentistry. Alpha Omegan, 70（3）：62-65, 1977.

2）Nevins M, Skurow HM：The intracrevicular restorative margin, the biologic width, and the maintenance of the gingival margin. Int J Periodontics Restorative Dent, 4（3）：30-49, 1984.

3）Robbins JW：Esthetic gingival recontouring-a plea for honesty. Quintessence Int, 31：553-556, 2000.

4）Kokich VG：Esthetic and vertical tooth position：orthodontic possibilities. Compend Contin Educ Dent, 18：1225-1231, 1997.

5）Sonick M：Esthetic crown lengthening for maxillary anterior teeth. Compend Contin Educ Dent, 18：807-812, 1997.

6）Lanning SK, Waldrop TC, Gunsolley JC, et al：Surgical crown lengthening：evaluation of the biologic width. J Periodontol, 74：468-474, 2003.

7）Yeh S, Andreana S：Crown lengthening：basic principles, indications, techniques and clinical case reports. NY State Dent J, 70（8）：30-36, 2004.

# 第2章

# BTAテクニック®で歯肉退縮を防ぐ

# I．歯肉退縮の問題点

歯肉退縮は，老化や生理的なものを含め，当たり前に起こることとしてあまり重要視されていないようだが，前歯部のクラウン装着後，歯肉退縮によりマージンが露出するいわゆるブラックマージンは，審美的な側面から大きな問題である．

また，歯肉退縮の進行は付着歯肉の喪失と骨吸収を起こすため，歯周病と同等に考える必要があるのではないだろうか？　特に，大臼歯部で歯肉退縮が進行した場合には，根分岐部病変という厄介な問題が生じてくる．一度，分岐部の露出が起こってしまうとプラークコントロールは難しくなり，根分岐部病変は進行の一途をたどりやすい．さらに歯肉退縮により歯根が露出することにより，根面齲蝕や楔状欠損が生じてくるリスクも大きい（2-1・2-2）．

BTA テクニック®は前歯の歯肉ラインを整える目的で始めた手法ではあるが，歯肉退縮を抑制する目的としても有効なテクニックである．本章では，臼歯部にBTA テクニック®を用いた症例を提示し，なぜ歯肉退縮を抑制できるのか，その理由について考えてみたい．

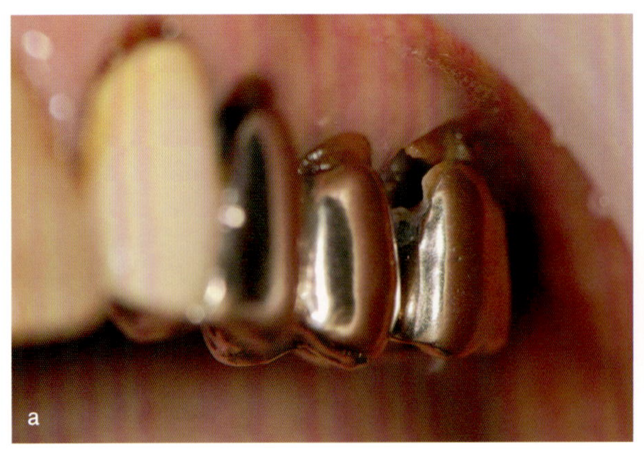


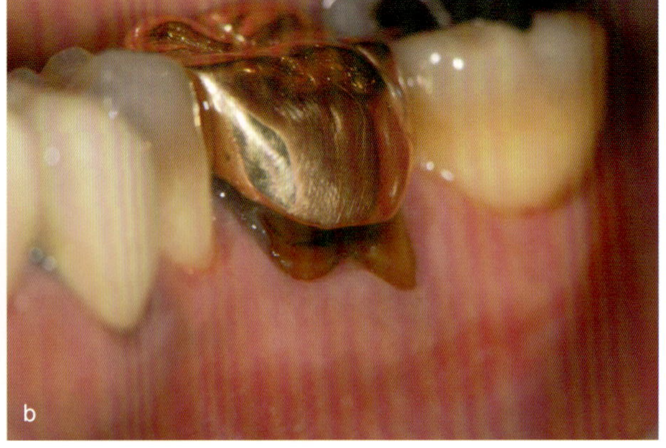


2-1　a：歯肉退縮，楔状欠損，歯頸部齲蝕の進行が認められる．
b：歯肉退縮，楔状欠損が認められ，根分岐部の露出が危ぶまれる．

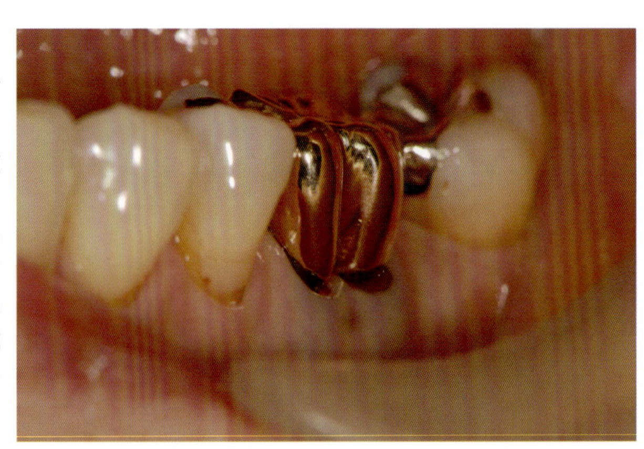

2-2　|6 に歯周病学的対応としてブラッシングしやすいようにフルーティングという形態をクラウンに与えた症例．歯肉に炎症もなく健康に見えるが，歯肉退縮と楔状欠損が起きている．縦溝を咬合面から歯頸部にかけて入れることでブラッシングがしやすい形態となると言われているが，歯頸部の清掃は難しく，オーバーブラッシングになりやすいようだ．

## Ⅱ．臼歯部でBTAテクニック®を用いるメリット

前歯部でBTAテクニック®を用いる目的は，第一に歯肉ラインを整えることであるが，臼歯部では歯肉退縮を抑制すること自体が第一の目的であり，大きなメリットとなろう．BTAテクニック®は，歯肉退縮により起こりうる以下のさまざまな問題を防止するためにも有効であると考える．

① 付着歯肉の喪失防止…付着歯肉が完全に喪失し可動粘膜だけになれば，一気に歯周組織の防御は弱体化してしまう．

② 根分岐部病変の防止…大臼歯部の頬側歯肉が退縮すると根分岐部が露出し，根分岐部病変に進行しやすい．

③ 摩耗による楔状欠損の防止…歯根露出を防止することで，楔状欠損が防止できる．

④ 根面齲蝕防止…歯根露出を防止することで，根面齲蝕を防止できる．

⑤ ブラックマージンの防止…歯肉退縮を防ぐことができればブラックマージンは起こらず，審美性を保つことができる．

## Ⅲ．臨床例

### 症例１

**患者**：57歳，女性

**所見**：43|にはセラモメタルクラウン，65|には全部金属冠が装着されている．6|には歯肉退縮と楔状欠損が認められる．7654|は欠損している．

**治療経過**：6543|のクラウンを除去し，新しくセラモメタルクラウンを装着することとした．下顎の欠損部はインプラントによる補綴治療を行うこととした．6|は歯肉退縮，歯頸部の楔状欠損のためプラークコントロールがしにくく，歯頸部齲蝕やさらなる歯肉退縮，楔状欠損の進行が起きやすい形態となっている．新しくセラモメタルクラウンを製作するにあたり，歯肉退縮，歯頸部の楔状欠損を起こさないようにBTAテクニック®を用いた（**2-3～2-17**）．

## ◆症例 1

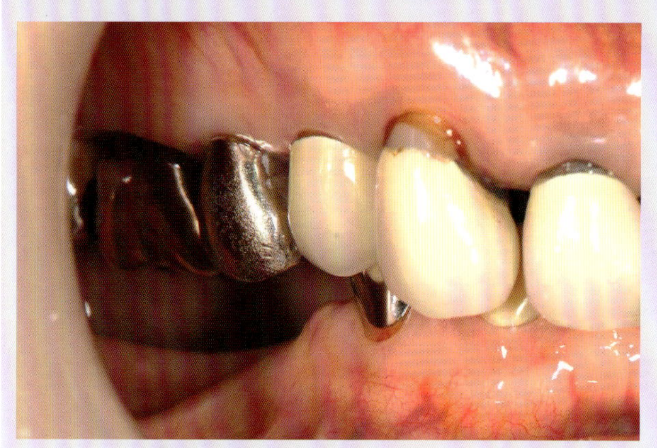

2-3 6| は全部金属冠が装着されており，歯肉退縮，歯頸部の楔状欠損が認められ，プラークコントロールがしにくく，歯頸部齲蝕やさらなる歯肉退縮，楔状欠損の進行が起きやすい形態となっている．

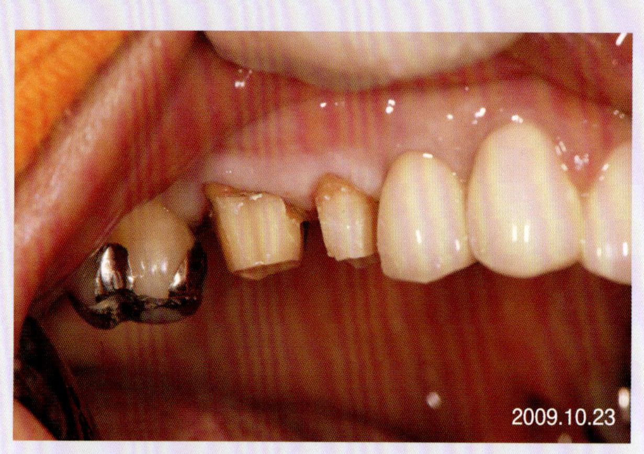


2-4 全部金属冠を除去し，ファイバーポストを併用したコンポジットレジンによる支台築造を行った．

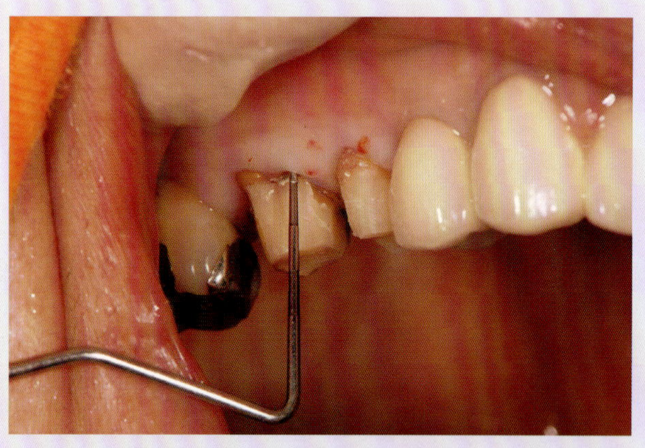

2-5 6| 頬側近心根部のボーンサウンディングをしているところ．歯肉縁から骨縁までは約2mmである．歯肉退縮が認められ，3mmあるべきbiologic widthは存在しない．

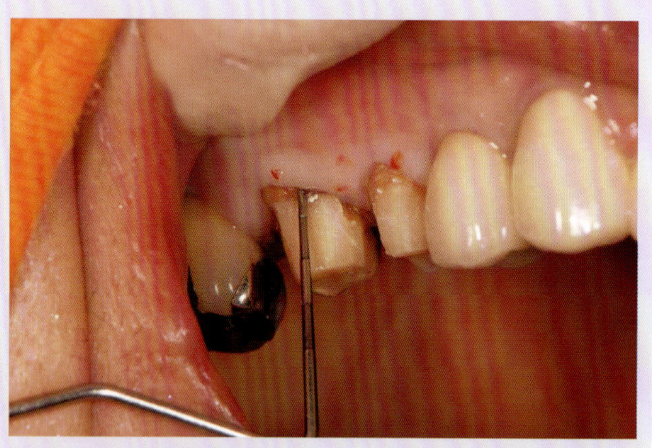

2-6 6| 頬側中央部でボーンサウンディングをしているところ．歯肉縁から骨縁までは約1mmである．同じく歯肉退縮が認められ，3mmあるべきbiologic widthは存在しない．

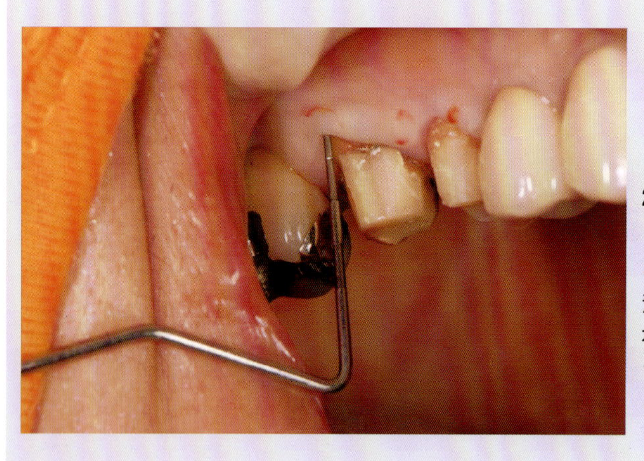

2-7 6| 頬側遠心根部のボーンサウンディングをしているところ．歯肉縁から骨縁までは約1mmである．1mmしかないということは，結合組織性付着部のみが存在し，上皮性付着部，歯肉溝は，ほぼ存在していないものと考えられる．対合歯は欠損していたため，歯肉退縮の原因はオーバーブラッシングと考えられる．

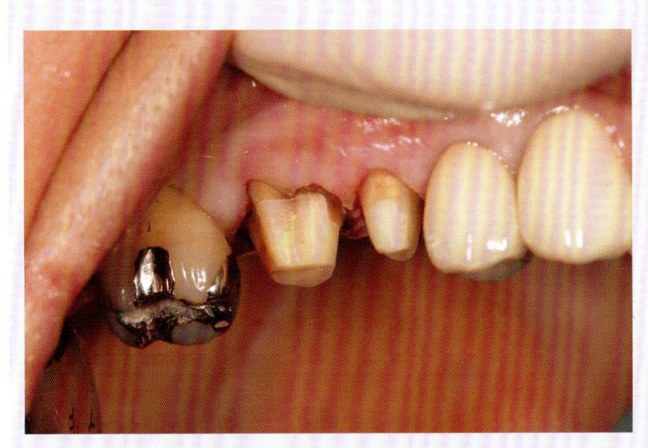

2-8　6|の近心根部は，約0.5mmの歯肉切除を行い，歯肉縁をフィニッシュラインとした．遠心根部では骨縁までわずか１mmしかないため，結合組織性付着を壊さぬよう，歯肉縁下の形成は禁忌である．

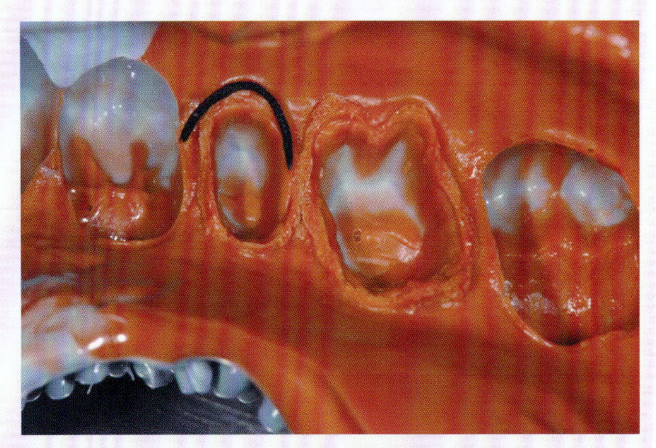

2-9　印象面．電気メスにより辺縁歯肉が切除され，支台歯の歯肉縁下マージンが鮮明に採得されている．

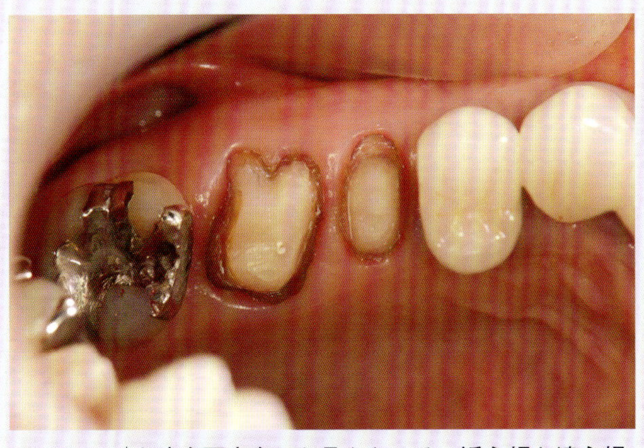

2-10　6|を咬合面方向から見たところ．近心根と遠心根の間の凹状部に注目．この凹状部でさらに退縮が進むと根分岐部病変になってしまう．

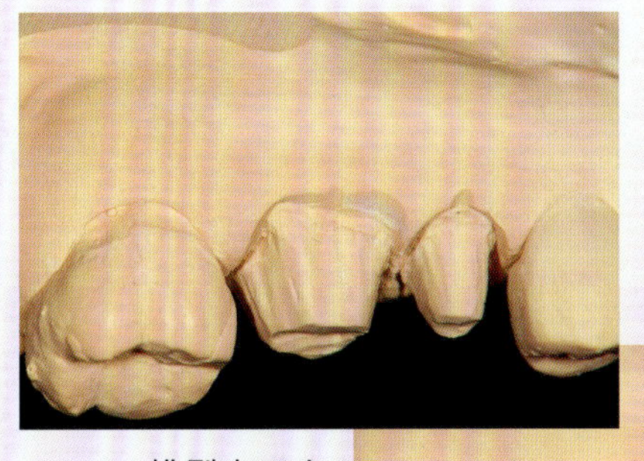

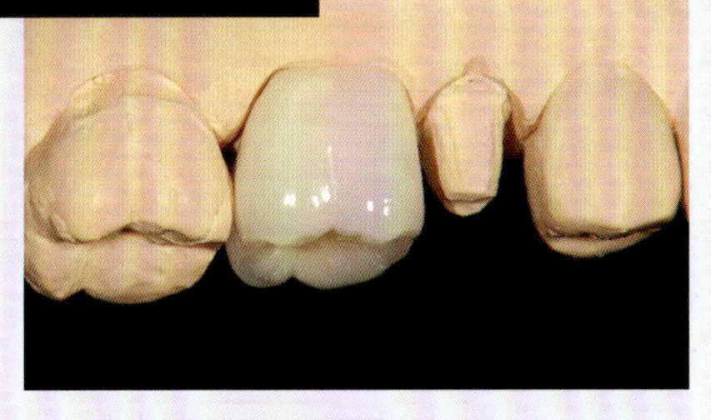

2-11　模型上でさらに6|の歯肉部を削って歯肉を圧迫するようなマージン形態をセラモメタルクラウンに与えた．

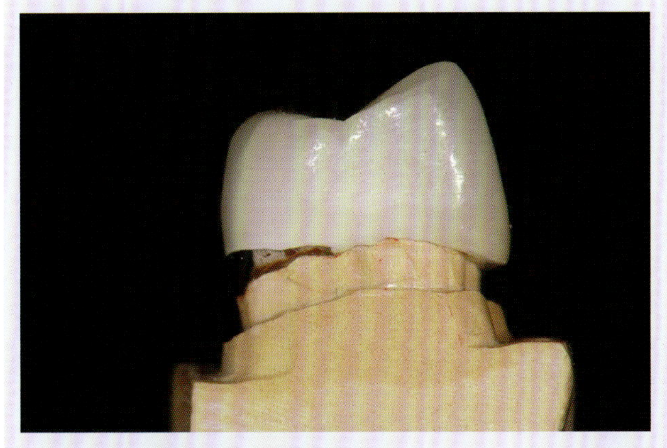

2-12　6|に装着されるセラモメタルクラウン．BTAテクニック®により頬側マージンはオーバーハングとなっているのがわかる．BTAアングルは，歯肉のアダプテーションを強くするために根面に対し90度以上とした．

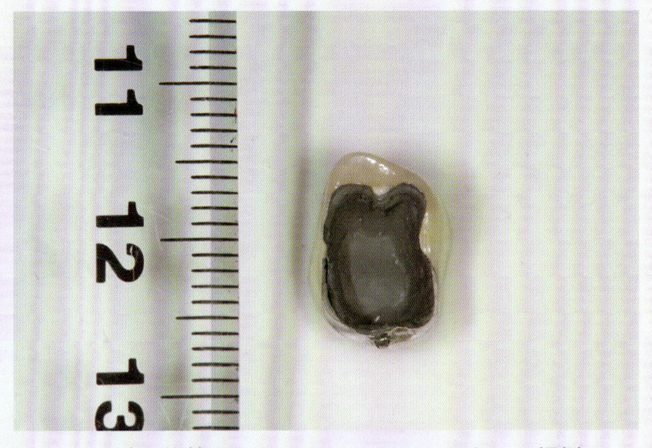


2-13　6|に装着されるセラモメタルクラウン．頬側のマージンは近心で約２mm，遠心で約１mmのオーバーハング形態を作製．

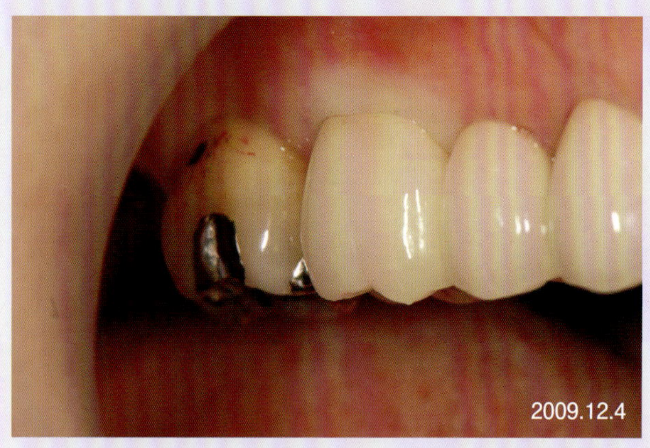


2-14　6|にセラモメタルクラウンを試適．歯肉が圧迫され貧血のため白く見える．

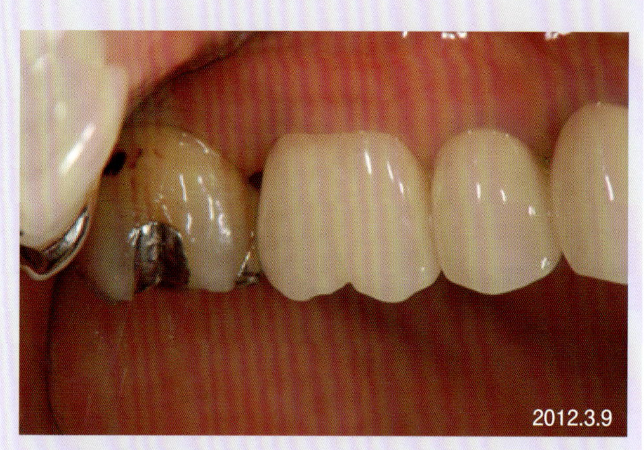


2-15　仮着後28カ月の状態．歯肉に炎症，退縮は認められず健康な状態を保っている．

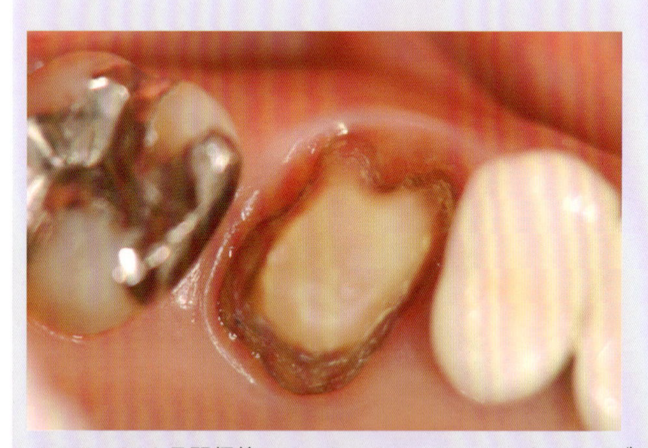

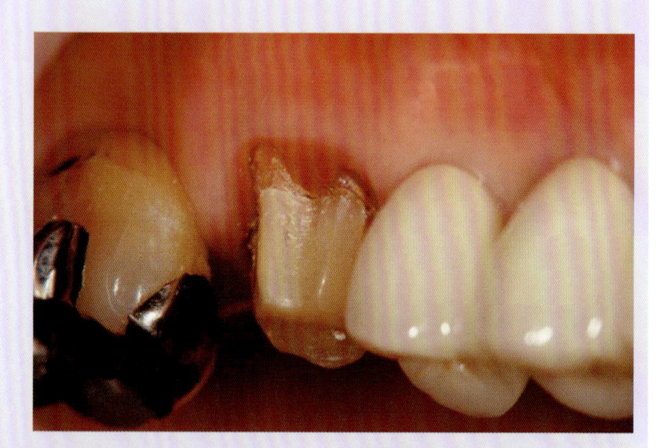

2-16　28カ月間仮着していたセラモメタルクラウンをはずしたところ．セラミックと接していた辺縁歯肉は，健康な非角化上皮となっている．

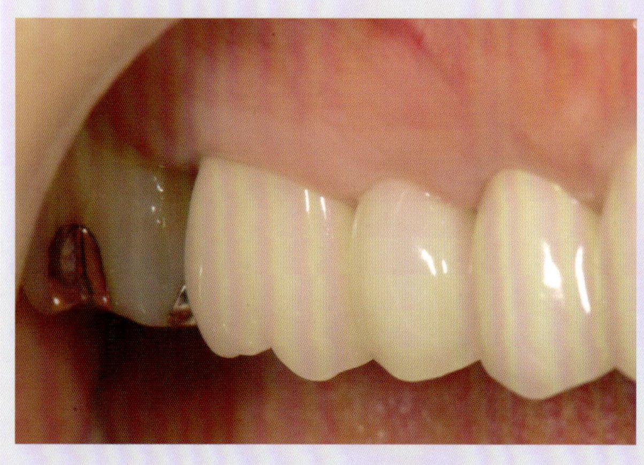

2-17　術後９年１カ月の状態．

## ◆症例2

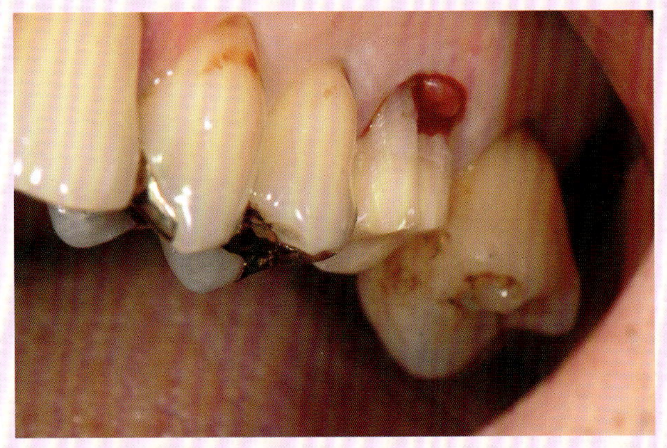

2-18　不良補綴を除去すると頬側歯頸部に歯肉息肉を呈していた.

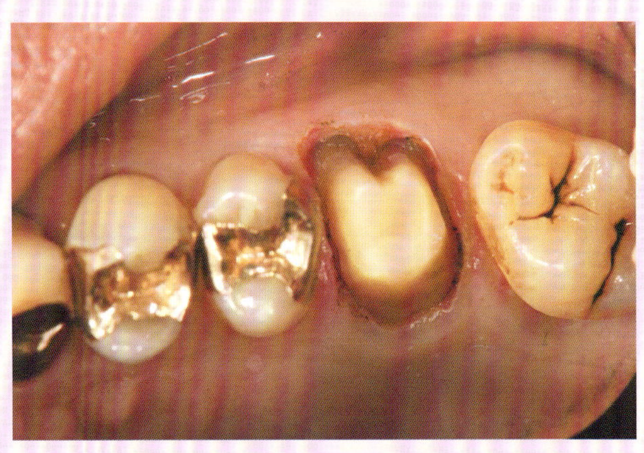

2-19　電気メスで歯肉切除と支台歯形成後. 印象のための圧排糸は使用しない.

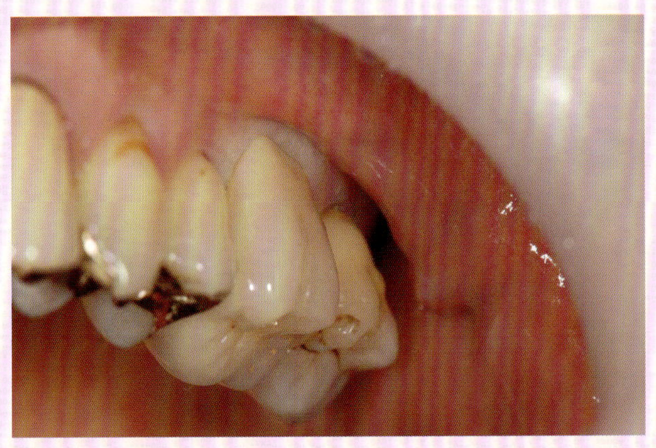

2-20　BTAテクニック®のセラモメタルクラウンを試適. 歯肉が圧迫され白く見える.

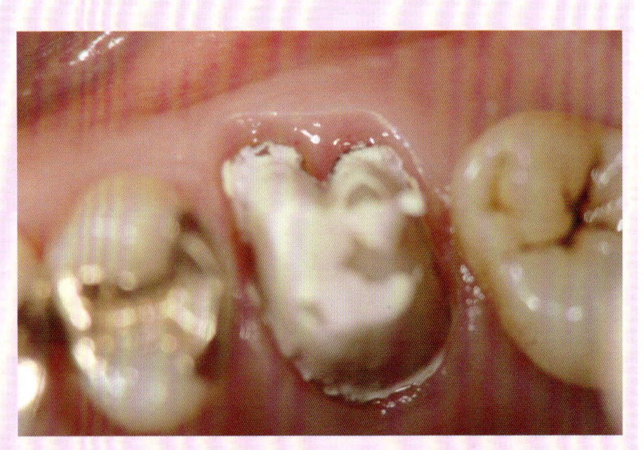

2-21　仮着後1週間の歯肉の状態. 仮着したクラウンを除去すると, 歯肉にはBTAマージンの圧痕が残っており, 非角化上皮となっている.

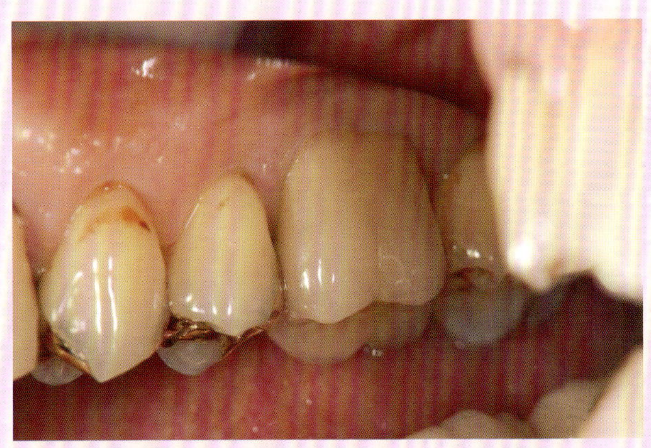

2-22　2年3カ月後, 炎症も認められず歯肉退縮も起きていない.

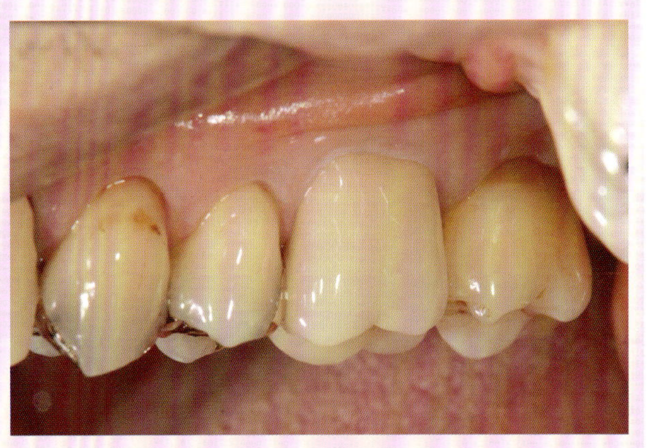

2-23　9年後, 炎症も歯肉退縮も起きていない.

■症例 2

**患者**：52歳，男性

**所見**：|6 の不良補綴物を除去すると頬側歯頸部に歯肉息肉を呈していた（**2-18**）.

**治療経過**：|6 のセラモメタルクラウン装着のため，歯肉息肉を除去したところ根分岐部が露出しており，通常のクラウンでは根分岐部の凹部のプラークコントロールの難易度は高くなってしまう．そこでBTAテクニック®を用いて凹部をなくし，プラークコントロールしやすく，歯肉退縮しにくくした（**2-19**～**2-22**）．術後9年においても，歯肉退縮は起こらず炎症もなく，健康な歯周組織を維持している（**2-23**）.

## Ⅳ．オーバーブラッシングによる歯肉退縮は，どのようなメカニズムで起きているのであろうか？

歯肉退縮の原因は，生理的なものは別として，①細菌が起こす歯周病によるもの，②強いブラッシング圧，毛先の硬い歯ブラシの使用，長時間のブラッシングなど，オーバーブラッシングによるものと，③早期接触やブラキシズムなど，咬合によるものに分けられる.

最近では，不適切なブラッシングを原因とする非炎症性の歯肉退縮が非常に多いように思える.

オーバーブラッシングといっても，何がオーバーなのかはさまざまである.

① ブラッシング圧

② 歯ブラシの毛の硬さ

③ ブラッシングの時間

④ ブラッシングの頻度

ブラッシングと歯肉退縮の関連性について調査した論文[1)]があるが，根本的な原因の特定に関してはさらなる検討が必要であるという結論に至っている.

しかし，根本的な原因はわからなくても，オーバーブラッシングによる非炎症性の歯肉退縮が存在するのは事実である．そして，BTAテクニック®により歯肉退縮が起こりにくくなることを，筆者は数多く経験している．以下，BTAテクニック®が歯肉退縮を防止できる理由について，私見も含め述べることにする.

### 1．歯肉退縮しやすい歯肉とはどんな歯肉か？

まずは，解剖学的な条件と歯肉退縮の起こりやすさについて考察する.

歯周組織の解剖学的条件と歯肉退縮の起こりやすさについては，Maynardの分類[2)]が有名である．Maynardは，歯肉と歯槽骨の厚みについて，**2-24**のようにtype1からtype4に分類し，歯肉退縮の起こりやすさについて述べている.

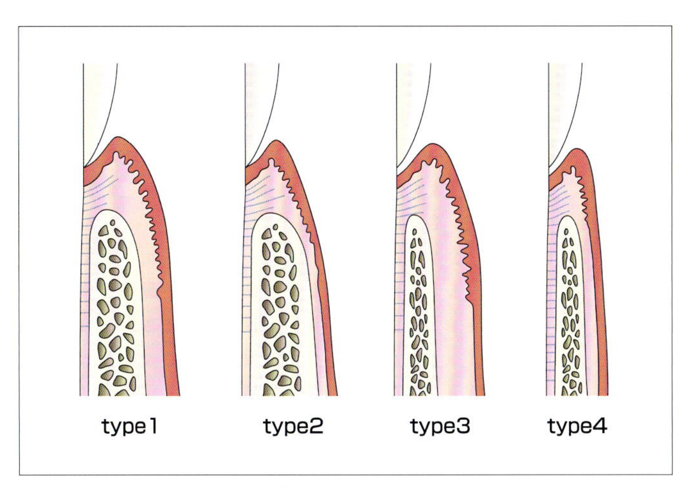


2-24　Maynardの分類[2].
type1：歯槽骨が厚く歯肉も厚い．歯肉退縮は起こらない．
type2：歯槽骨は厚いが歯肉が薄い．歯肉退縮は起こりにくい．
type3：歯槽骨は薄いが歯肉が厚い．歯肉退縮は起こりにくい．
type4：歯槽骨が薄く歯肉も薄い．歯肉退縮は起こりやすい．

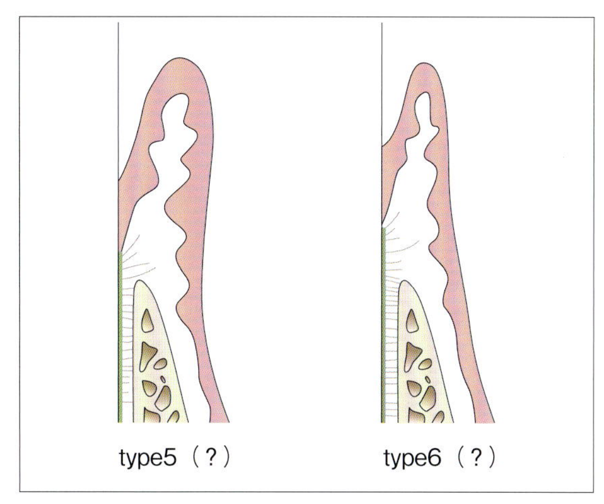


2-25　山本によるMaynardの分類への追加[3].
type5（？）：歯槽骨のレベルが低く，角化歯肉は十分ある．歯肉退縮は起こりやすい．
type6（？）：歯槽骨のレベルが低く，角化歯肉が少ない（薄い）．歯肉退縮は最も起こりやすい．

さらに歯肉退縮が起こりやすい条件として，山本は根面を覆うべき骨がない場合について述べ，Maynardの分類にtype5（？），type6（？）を追加している[3]（2-25）．そして，このtype5（？），type6（？）のように骨の裏打ちのない歯肉では，骨膜上血管や歯根膜血管が近くにないため血流が多くなく，歯肉が傷ついた場合に再生能力が弱いからではないかと述べている．

このような解剖学的にリスクのある歯肉では，わずかなオーバーブラッシングにより簡単に歯肉退縮を起こしてしまう可能性が高いので，ブラッシング指導では，よく磨いてもらうということよりも，磨き過ぎないようにしてもらうことを重視して指導する必要があるように思われる．

## 2．歯肉退縮のメカニズム

ここからは私見であるが，歯肉退縮の起こるメカニズムを考えてみたい．

歯肉上皮は，わずかに角化層が削り取られたとしても，再生機能によって退縮は起こらない．しかし，オーバーブラッシングによって，角化上皮が再生するスピードよりも速く削り取られてしまうと，歯肉退縮を起こすのではないだろうか．その時の再生するスピードが，前述したように解剖学的な条件に関係してくるものと思われる．厚い歯肉では結合組織も多く，血管も豊富であるため有利である．さらにその結合組織に骨の裏打ちがあれば，骨膜の血管，歯根膜からの血管が多くなる．逆に薄い歯肉，骨の裏打ちのない歯肉では血管が少なく，血流が悪く，再生能力は落ちてしまう．再生能力が落ちれば，徐々に歯肉は退縮していくことになるのではないかと考えられる．

特に歯肉縁の先端約0.5mmの部分はほとんど角化層であり，血流もなく，削られても痛みもなく出血も起こらないため，本人も気が付かないうちに歯肉退縮が起こるのではないだろうか？　その上，歯周病予防のために歯頸部をよく磨くことが推奨されているために，歯肉縁は特に削られやすいのかもしれない．

### 3．歯肉退縮と biologic width の関係

筆者は，歯肉縁下の形成，印象を行う際には，必ずボーンサウンディングを行い，歯肉縁から骨縁までの距離を計測しているが，歯肉退縮している歯をボーンサウンディングしてみると，天然歯の一般的な biologic width の概念である3mmよりも短いことを度々経験している．**症例1**でも，6|の頬側近心根の部位で2mm，頬側遠心根の部位で1mmであった（**2-5～2-7**を参照）．

この1mmの部位では，ジェントルプロービングを行うと，まったくプローブは入らず，臨床的な歯肉溝はないようであった．さらに麻酔下でボーンサウンディングを行った際にプローブを挿入したが，簡単には挿入できず，ほとんど結合組織性付着だけのような感触であった．

これは歯肉退縮が起こっても，骨の吸収が起こっていないような所見ではあるが，一時的であり将来的には骨吸収が起こってくるのかもしれない．

もしも，ボーンサウンディングを行わずに歯肉縁下のマージン形成をしてしまえば，結合組織性付着を壊して歯肉の炎症や骨の吸収を引き起こしてしまう可能性があり，ボーンサウンディングの重要性を再認識した．

## V．なぜBTAテクニック®で，歯肉退縮を抑制できるのか？

Maynardの分類では，厚い歯肉は歯肉退縮が起こりにくいとのことであるが，厚い歯肉とは，歯周病学的見地から辺縁歯肉が1mm以上の厚みがあるものを指しているそうである[4]．BTAテクニック®では，もともとが薄い辺縁歯肉（1mm以下）であったとしても，歯肉切除を行った後にできる歯肉の創面は，ほとんどの場合1mm以上の幅になる．BTAクラウン（ラミネートベニア）を装着した後も，その幅は維持される．さらに，歯肉切除を行うことで辺縁歯肉は骨に近づくことになる．

これらによって，歯肉の血流は良好に維持されるため，歯肉退縮を抑制できるのではないかと考えている．また，オーバーハングのクラウンマージンは，歯ブラシや口唇による外力から辺縁歯肉を物理的に保護することができるものと推測している．

BTAテクニック®が成功する理由については，次章で詳しく考察する．

＊

BTAテクニック®は，歯肉退縮，さらに付随して起こる楔状欠損，根面齲蝕，歯

周病（特に根分岐部病変），ブラックマージンの露出を防止できるという多くのメリットがある．

今まで，クラウンの製作は天然歯を目標にしてきた歴史があり，これは間違ってはいない．しかし，筆者は天然歯よりも生物学的にも審美的にも優れた補綴装置を，歯科医師も歯科技工士も目指すべきだと考えている．天然歯から学び取った知識をさらに進化させ，長期的に，マクロとミクロの視点から，生体にとって天然歯以上に優れた人工臓器（補綴装置）を作ることが歯科補綴学の究極の目標であろう．BTA テクニック®もその役割を担う一手法であると考えている．

#### 第2章の参考文献

1）Rajapakse PS, McCracken GI, Gwynnett E, Steen ND, Guentsch A, Heasman PA：Does tooth brushing influence the development and progression of non-inflammatory gingival recession? A systematic review. J Clin Periodontol, 34：1046-1061, 2007.
2）Maynard JG, Wilson RD：Diagnosis and management of mucogingival problems in children. Dent Clin North Am, 24：683-703, 1980.
3）山本浩正：イラストで語るペリオのためのバイオロジー．83, クインテッセンス出版, 東京, 2002.
4）Kan JY1, Morimoto T, Rungcharassaeng K, Roe P, Smith DH：Gingival biotype assessment in the esthetic zone：visual versus direct measurement. Int J Periodontics Restorative Dent, Jun；30（3）：237-43, 2010.

# 第3章

# BTAテクニック®が成功する生物学的な理由

BTA テクニック®は，歯肉切除後，歯肉の後戻りを防止する目的でオーバーハング形態のマージンを有する補綴装置を装着するが，次の７つの生物学的な見地から歯肉の健康が増進されるものと思われる．

① ３次元的な biologic width
② 補綴装置マージンと歯肉の適合……Biological Tissue Adaptation
③ 辺縁歯肉の厚みの増加
④ 歯肉縁と補綴装置唇側部の平坦化
⑤ 辺縁歯肉のサポート（歯肉線維，血管）
⑥ 補綴装置マージンによる辺縁歯肉の物理的保護
⑦ 辺縁歯肉の骨縁への近接

## Ⅰ．３次元的な biologic width

biologic width が維持されるためには，歯肉縁から骨縁までの距離を３mm 以上とすることが求められる[1, 2]．そのため，歯肉切除により歯肉縁を根尖方向に移動する際，切除後に歯肉縁から骨縁までの距離が３mm に満たない場合には，骨を切除して３mm とする必要がある[4～6]．骨切除を行わない場合には，biologic width を回復させるために歯肉は後戻りすることが多い[3]．

BTA テクニック®では，クラウンマージン部を厚くすることにより歯肉の後戻りを物理的に抑えているが，骨縁から歯肉縁までの距離は直線的にではなく３次元的に３mm 以上となっているため，biologic width が維持されている可能性もある．このような３次元的に距離を作るというコンセプトは，インプラント補綴におけるプラットフォームスイッチング[7, 8]の考え方と似たところがある．プラットフォームスイッチングは，インプラントフィクスチャーよりも径の細いアバットメントを装着することで３次元的に距離を作り，骨の吸収や歯肉退縮を防ぐために行うものであり，最近ではコンセンサスの得られた方法となっている（**3－1**）．

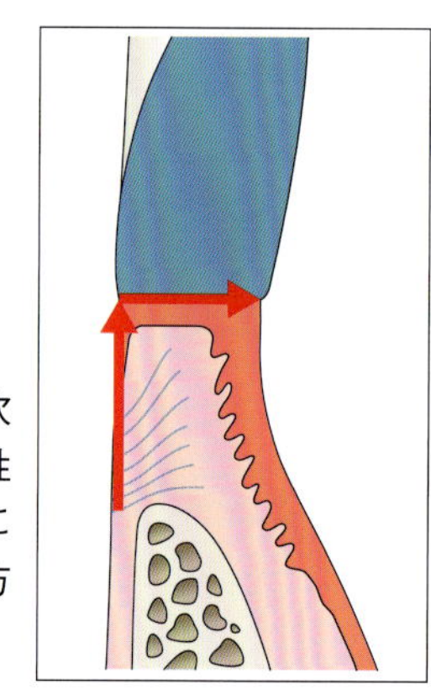
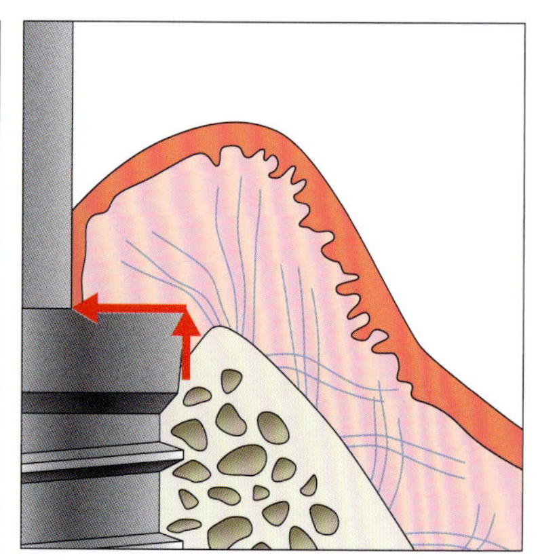

**3－1** ３次元的な biologic width.
BTA テクニック®では，歯肉の厚みにより３次元的な biologic width が維持されている可能性があり，そのコンセプトはインプラント補綴におけるプラットフォームスイッチングの考え方と共通する．

## Ⅱ．補綴装置マージンと歯肉の適合……Biological Tissue Adaptation

### 1．BTAコンセプト

BTAテクニック®が成功する理由の中で最も重要なことは，BTA（Biological Tissue Adaptation）コンセプトである（**3-2**）．

通常のマージン形態の場合には，biologic widthの再構築で歯肉縁が後戻りをしてしまうが，BTAテクニック®では歯肉の後戻りの力とクラウンマージンの歯肉への圧迫により，gingival pressure（歯肉の圧力）が生まれ，歯肉の補綴装置マージンへのアダプテーションは強くなる．そのため隙間（歯肉溝）は減少し，構造的，病理学的に細菌の侵入を防ぎ，歯周組織を健康に保つことができる．この概念を筆者はBTAコンセプトと呼んでいる（**3-3**）．予後の良いオベイトポンティックやインプラントも，このコンセプトによるものであろう．

### 2．オベイトポンティックとの比較

BTAテクニック®におけるクラウンマージン部の形態は，粘膜面を圧迫して作製するオベイトポンティック[9)]に類似している（**3-4**）．

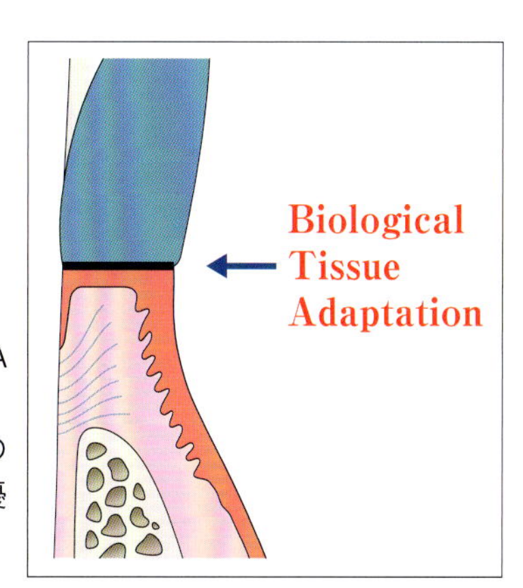


**3-2**　補綴装置マージンと歯肉の適合＝BTAコンセプト．
歯肉は補綴装置のマージン部に適合し，細菌の侵入を防ぎ，滲出液による洗浄，殺菌作用に優れている．

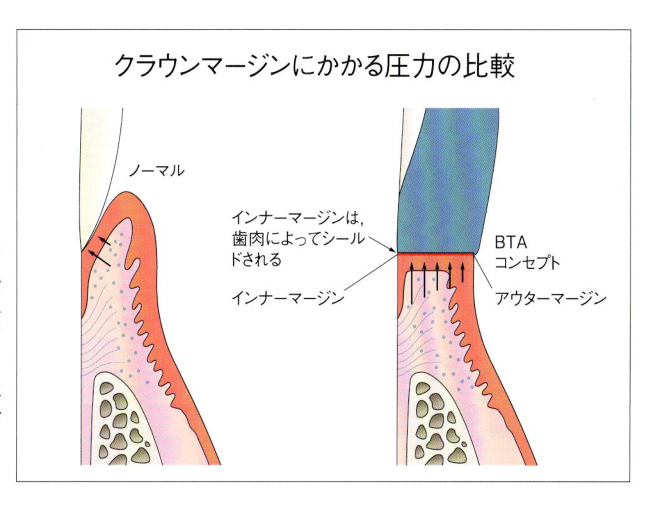


**3-3**　BTAコンセプトとは，歯肉をクラウンマージン等に圧力を加えて適合させ，隙間（歯肉溝）を極力なくし，構造的，病理学的に細菌の侵入を防ぎ，歯周組織を健康に保つ考え方を言う．オベイトポンティック，インプラント上部補綴も同様のコンセプトにより健康な歯肉が保てるものと考える．

嶋倉は[10]ポンティックの形態を，自浄型，接触型（無圧で接触），圧迫型（軽い圧迫）に分けて，２週間口腔内に仮着したブリッジのポンティック基底面の観察を行った．その結果，自浄型，接触型のポンティック基底面には，全面にプラークの付着が認められたものが多かったが，圧迫型のポンティックの場合には，基底面の圧が加わっていない周囲のみにプラークが付着しているものが多く観察された．これは，粘膜を圧迫している部分では，食物残渣などが圧入される間隙がないためではないか，と嶋倉は考察をしている．

Nicola ら[11]は，オベイトポンティック型のブリッジを12カ月間仮着し，ポンティックと接触した粘膜面の観察を行った．その結果，ポンティック基底面はわずかな量のプラークが認められただけで，大部分の粘膜面には炎症の兆候は認められなかった．顕微鏡下で粘膜を調べると，粘膜の角質層の厚みは，何も接触していない近接した咀嚼粘膜の角質層の厚みに比べ1/3近くまで薄くなっていた．Nicola らは，このことにより機械的，微生物学的侵襲に対する防御が弱くなった，と述べている．

しかし，いちがいに“防御が弱くなった”と言うことはできないように思われる．粘膜が圧迫されることで角質層が薄くなった場合には，細胞間隙が広くなり，滲出液が漏出しやすくなり，ポンティックと粘膜面の隙間を洗い流すことができる．滲出液の中には白血球，抗体，酵素などが入っており，免疫学的にも優れている．

すなわち，角化上皮という鎧を身に着け，ただ受け身となって守りに入るのか，鎧を捨てて滲出液という武器を持ち，侵入してくる敵を攻撃することで守るのか，とい

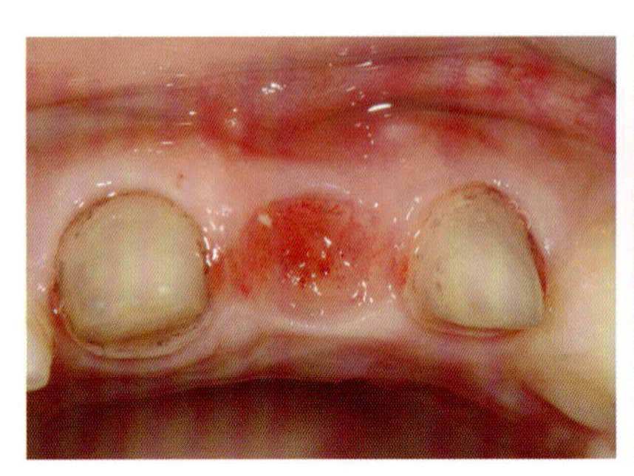
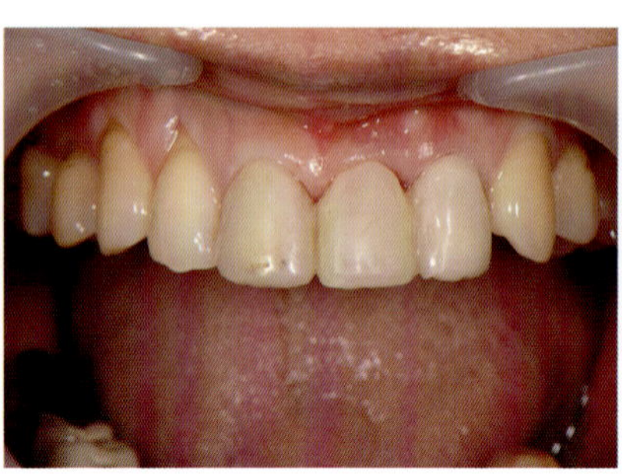
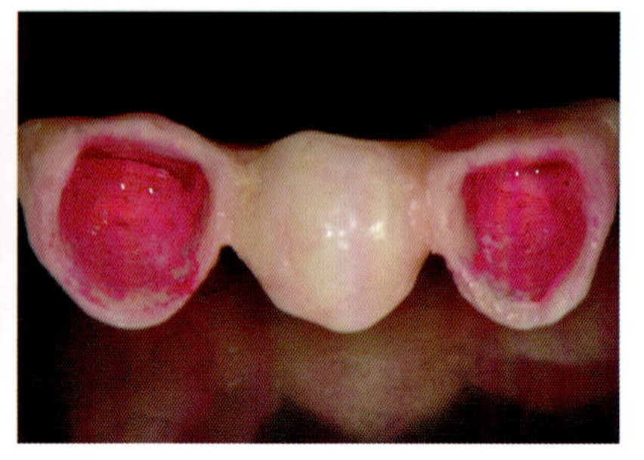

3-4　レジンでできたプロビジョナルクラウンであっても，オベイトポンティック基底部には歯垢の沈着は起こらず，接触している歯肉は非角化上皮となっている．

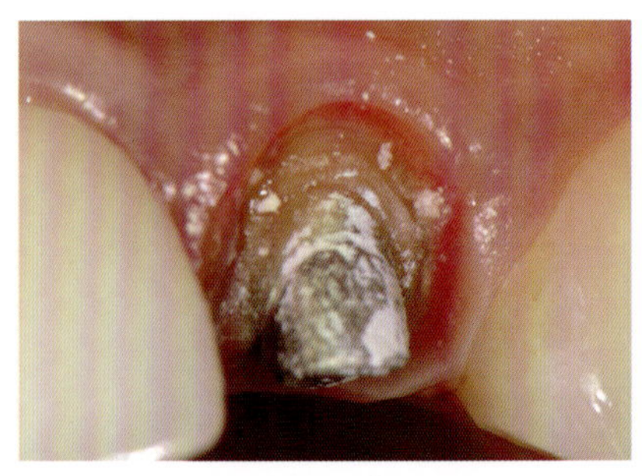
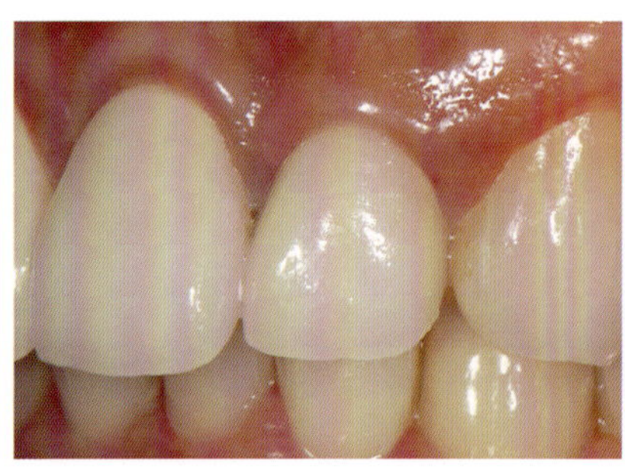
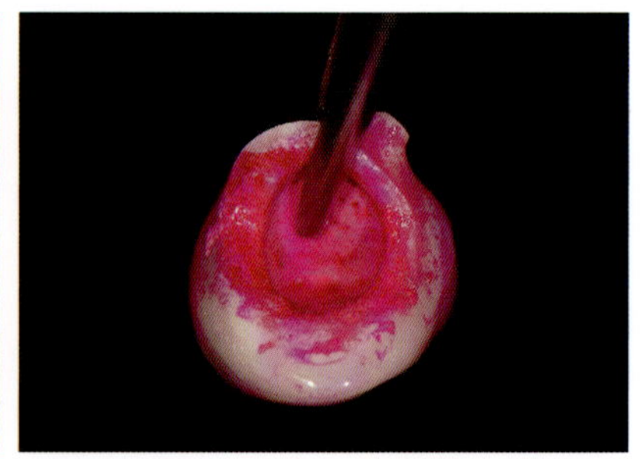

3-5　BTA テクニック®による|2 オールセラミッククラウン周囲の歯肉には炎症は認められず，非角化上皮となっている．クラウンマージンのオーバーハングの部分には，歯垢沈着は起きていない．

うことではないかと考えている.

BTA テクニック®においてもオベイトポンティックと同様に，オーバーハングの形態をしたクラウンマージンは歯肉辺縁部を圧迫したような状態となり，クラウンマージンと歯肉辺縁の隙間がなくなり物理的に歯垢の沈着，細菌の侵入を抑えられる（**3-5**）.

そして，クラウンマージンと歯肉辺縁の隙間が減少するということは，歯肉溝の深さ，体積が減ることになり，滲出液の洗い流す力が強くなる可能性がある．滲出液の流出速度は，約20 μL/h であり，平均のポケット（歯肉溝）の体積は約0.5 μL ということなので，１時間に40回，入れ替わっているそうである[12]．歯肉溝の体積が減れば，より多くの回数入れ替わることになり，細菌などを洗い流す力や免疫能力が増すのではないだろうか.

### ３．BTA マージンに適合する上皮が非角化上皮になる理由

BTA テクニック®を行った補綴装置（クラウンやラミネートベニア）のBTA マージンに適合した上皮は，補綴装置をはずした際などに観察すると非角化上皮となっている（第２章の**2-16・2-21図，3-5図**を参照）.

筆者は，その理由を生物学的に考えると，細菌などの外界からの攻撃に対して身を守るために，非角化上皮となって接着し封鎖（シーリング）をするためだと考察している.

上皮は，その環境によって自ら非角化したほうが有利であれば，角化上皮から非角化上皮に変わる能力がある．それは，非常に興味深い Caffesse らの実験で，その真偽を知ることができる（**3-6**）[13]．また，第２章の**症例１**（26～28頁）においてもそのことを確認できる．この症例では，歯肉切除をしていない歯肉，すなわち角化した上皮をBTA マージンで圧迫して仮着し，28カ月後にクラウンをはずして，その歯肉を観察すると非角化上皮となっていたのである（**2-16**）.

これらは，非角化上皮となることで歯やクラウンと接着し，滲出液を出して外部か

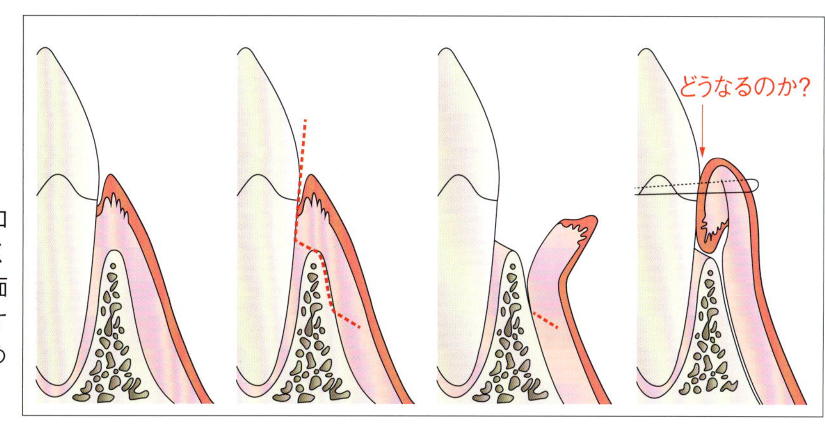


**3-6**　Caffesse らの実験[13]．角化した口腔上皮を折りたたんで歯面に縫合しておくと，非角化上皮になった．その上皮を歯面から離すと再び角化した．歯肉は，角化するためには接着できないし，接着するためには角化できない.

| 角化上皮 | 非角化上皮 |
|---|---|
| 1．表面に角質（ケラチン）がある | 1．表面に角質（ケラチン）がない |
| 2．滲出液は出ない | 2．滲出液が出る |
| 3．鎧（角質）をつけて防御する | 3．武器（滲出液）を持って戦う |
| 4．口腔歯肉，歯肉溝上皮浅部 | 4．付着上皮，歯肉溝上皮深部 |
| 5．白っぽい | 5．赤っぽい |
| 6．歯やセラミックに接着できない | 6．歯やセラミックに接着できる |

3-7　歯肉における角化上皮と非角化上皮との違い．

らの細菌などの侵入を防ごうとしているものと考えている．

3-7に角化上皮と非角化上皮との違いを示す．

### 4．分子生物学的見地からみた上皮性付着の可能性

下野らのグループは，ラットの歯肉切除を行った後の創面に，スーパーボンド（4-META/MMA-TBB レジン）を貼付し，スーパーボンドに接して再生される上皮を分子生物学的見地から調べた[14]．その結果，接着タンパクであるラミニンとインテグリンの発現があり，再生上皮は組織学的にスーパーボンドに上皮性付着を起こしているようだ，と結論づけている．ラミニンとインテグリンは，付着上皮のヘミデスモゾーム結合に深く関与していることがすでにわかっている[15～17]．

この研究は，BTA テクニック®により歯肉切除を行った歯肉組織が，補綴装置マージン部に上皮性付着を起こしている可能性を示唆しており，歯肉は単なる適合（adaptation）ではなく，接着（adhesion）となっている部分もあると思われる．

詳しい内容については，付章を参照していただきたい．

*

付着上皮の特徴をまとめると次のとおりとなる．その特徴自体が，生物学的な防御システムになっているものと考えられる．

- 角化していない
- 細胞間隙が拡大している
- 付着上皮直下には毛細血管が大量にある
- 歯肉溝滲出液は付着上皮の中を通り外に漏れている
- 歯とは接着タンパクによりヘミデスモゾーム結合している
- 付着上皮のターンオーバーは非常に速い（口腔上皮の50～100倍の速さ，プラークの攻撃に曝され多くの細胞が破壊されるため）

### 5．プラークフリーゾーンとBTAインナーマージン

抜歯した歯を歯垢染色液で染め出ししてみると，プラークフリーゾーン[18]という歯垢の付着していない部分がある（**3-8**）．この部分は，上皮が歯に接着していた部分と，歯肉溝滲出液が滲みだした部分だそうであるが，BTAインナーマージンは，このプラークフリーゾーンの中に入ってしまうのではないかと考えている．そのためマージン部のギャップや余剰セメントがある程度あったとしても，プラークコントロールを行う際に従来の歯肉縁下のクラウンほど問題にならないかもしれない．

## Ⅲ．辺縁歯肉の厚みの増加

BTAテクニック®により歯肉切除を行った歯肉辺縁部では，オーバーハングの形態をしたクラウンマージン部は歯肉を抑えるために歯肉の厚みが厚く保たれる（**3-9**）．

Maynard[19]は，歯槽骨と歯肉の厚みの違いにより４つに分類し，厚い歯肉は薄い歯肉と比較して退縮しにくいことを報告しているが（第２章，31頁の**2-24図**参照），第１章，第２章で提示した症例においても，長期的に歯肉退縮は起きていない．厚い歯肉では血流が良く，細菌感染や歯肉退縮を防止するために，有利な条件が作られるものと思われる．

厚い歯肉とは，厚みが１mm以上の場合と考えられているが[20]，BTAテクニック®で歯肉切除後には，ほとんどの場合で１mm以上となる．

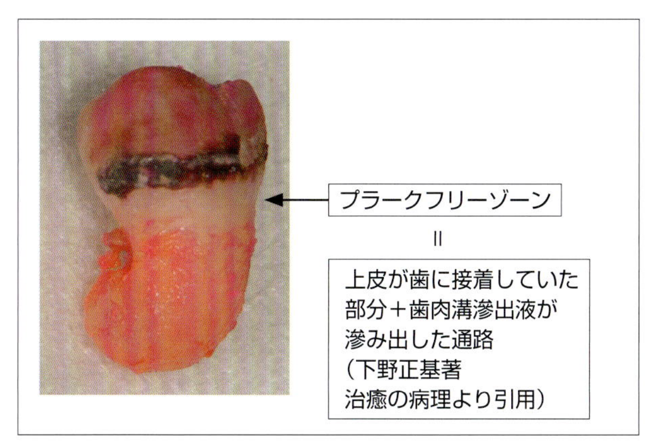


**3-8**　プラークフリーゾーンについて．

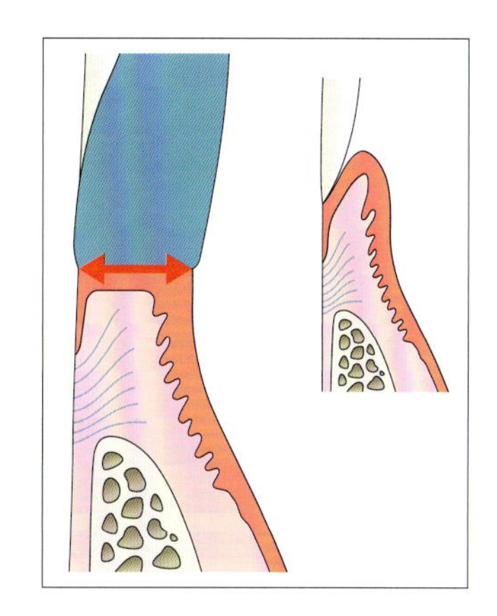

**3-9**　BTAテクニック®による辺縁歯肉の厚みの増加．
BTAテクニック®では，歯肉切除を行った歯肉をブロックすることで，歯肉の厚みが保たれる．そのために血流が良く，細菌感染や歯肉退縮を予防できるものと考える．

## Ⅳ．歯肉縁と補綴装置唇側部の平坦化

南[21]は，歯冠と歯肉のなす形の側面に線を引いた「カントゥアガイドライン」という，桑田[22]が名づけた基準線からクラウンと歯肉の接合点までの距離が適正（0.5mm 以下）であるかどうかを観察し，適正となるようクラウンカントゥアを調整すべきである，と述べている．この距離が大きく離れている場合には，歯肉とクラウンの境界部で窪みが大きくなり，自浄性や清掃性に問題が生じるとしている（**3-10**）．

BTA テクニック®では，歯肉切除した歯肉辺縁とほぼ同じ厚みのオーバーハングの形をしたクラウンマージンが接し，そのため歯肉とクラウンの境界部で窪みが非常に少なくなり，歯肉縁とクラウン唇側部が平坦化する（**3-11**）．これにより歯ブラシによる清掃や口唇，舌による自浄作用で歯垢が除去しやすくなる．

## Ⅴ．辺縁歯肉のサポート（歯肉線維，血管）

歯肉は柔らかい組織（ソフトティッシュ）であるため，自立して形態を保つことは難しい．そのため骨や歯のサポート（支え）がなければ，簡単な外力で薄い歯肉は変形してしまう．歯間乳頭は，歯の両隣接面によるサポートがなければ作られない．また，以前からクラウンカントゥアが足りない場合には，歯肉に炎症が起こることが報告されている[23, 24]．

BTA マージンは，辺縁歯肉内の歯肉繊維，血管などをサポートすることで，血管の拡張を抑えられ，発赤，炎症を抑えられるのではないかと考察している．

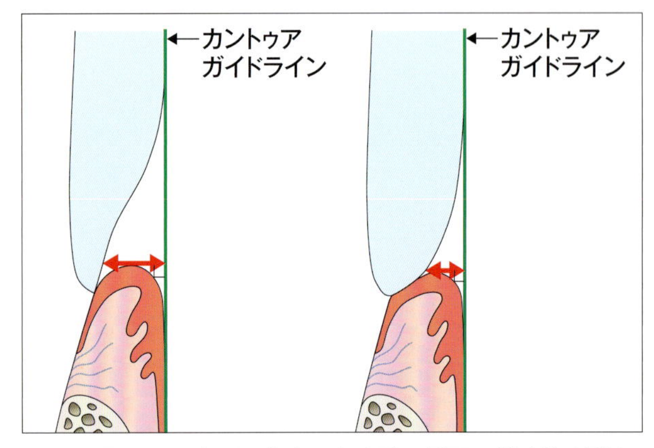


**3-10**　桑田は，歯冠と歯肉のなす形の側面に補助線を引き，これを，カントゥアガイドラインと名づけた．そして南は，歯頸部において，カントゥアガイドラインから歯冠と歯肉の接合点までの距離が少ないほど，自浄性，清掃性は優れていると述べている．文献22を参考に作図．

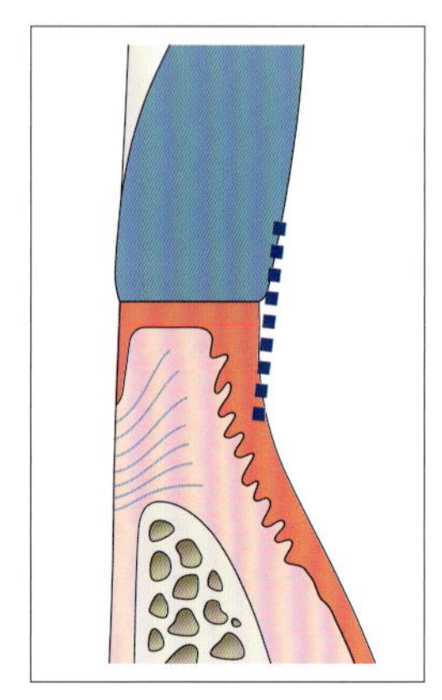

**3-11**　BTA テクニック®による歯肉縁と補綴装置唇側部の平坦化．
BTA テクニック®では，歯肉とクラウンの境界部で窪みが非常に少なくなり，歯ブラシによる清掃や口唇，舌による自浄作用で歯垢が除去しやすくなることも，大きな利点ではないかと考えられる．

## Ⅵ．補綴装置マージンによる辺縁歯肉の物理的保護

BTA テクニック®で作られる辺縁歯肉は，ブラッシングの際にクラウンのマージンによって物理的に保護される．特に，歯面と歯肉と接するオーバーハングしたクラウンマージンの角度（エマージェンスアングル）が90度以上になった場合には，クラウンマージンが辺縁歯肉に覆い被さるような形態となっているために，歯ブラシや口唇による外力から守られるのではないかと推測している（**3-12**）．

## Ⅶ．辺縁歯肉の骨縁への近接

第２章，31頁で示した**2-25図**の type5（？），type6（？）に相当する長い上皮性付着を持った歯肉では，辺縁歯肉が骨縁から離れているため血流が悪いということを述べたが，逆にBTA テクニック®では骨縁に近くなる．そのため，血管の豊富な骨膜，歯根膜から十分な血流を得ることができるため，歯肉の再生能力が増すものと思われる（**3-13**）．

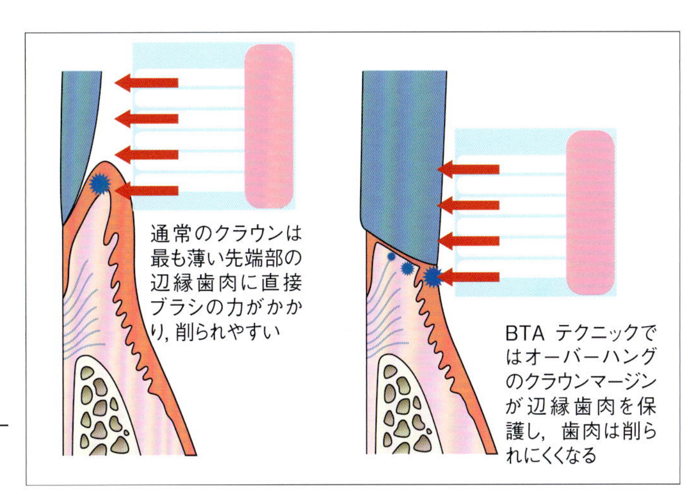


**3-12**　BTA テクニック®による補綴装置マージンによる辺縁歯肉の物理的保護．

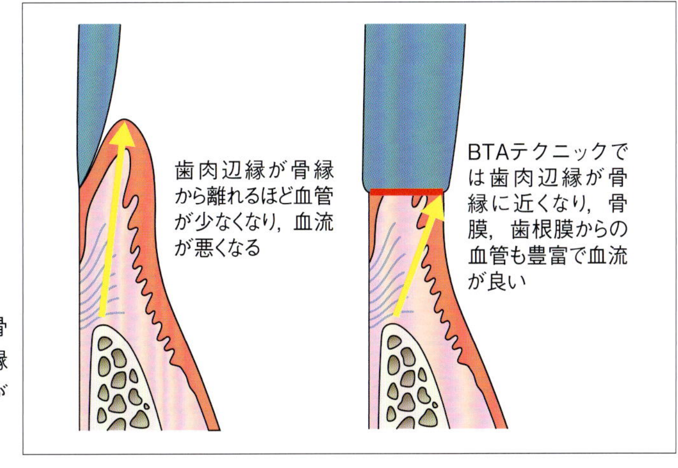


**3-13**　BTA テクニック®による辺縁歯肉の骨縁への近接．BTA テクニック®では，歯肉辺縁が骨縁に近くなるため，血流が良く再生能力が増す．

## 第３章の参考文献


1）Ingber JS, Rose LF, Coslet JG：The "biologic width"-a concept in periodontics and restorative dentistry. Alpha Omegan, 70（3）：62-65, 1977.

2）Nevins M, Skurow HM：The intracrevicular restorative margin, the biologic width, and the maintenance of the gingival margin. Int J Periodontics Restorative Dent, 4（3）：30-49, 1984.

3）Robbins JW：Esthetic gingival recontouring-a plea for honesty. Quintessence Int, 31：553-556, 2000.

4）Sonick M：Esthetic crown lengthening for maxillary anterior teeth. Compend Contin Educ Dent, 18：807-812, 1997.

5）Lanning SK, Waldrop TC, Gunsolley JC, et al：Surgical crown lengthening：evaluation of the biologic width. J Periodontol, 74：468-474, 2003.

6）Yeh S, Andreana S：Crown lengthening：basic principles, indications, techniques and clinical case reports. NY State Dent J, 70（8）：30-36, 2004.

7）Lazzara RJ, Porter SS：Platform switching：a new concept in implant dentistry for controlling postrestorative crestal bone levels. Int J Periodontics Restorative Dent, 26（1）：9-17, 2006.

8）野澤　健，榎本紘昭，鶴巻春三ほか：生物学的比率の概念に基づくインプラント周囲のマネージメント．クインテッセンス・デンタル・インプラントロジー，13（2）：11-28, 2006.

9）行田克則：ポンティックの形態と基底面下の粘膜について 2）卵型の基底面を有するブリッジ・ポンティックの臨床応用．ザ・クインテッセンス，17（1）：71-77, 1998.

10）嶋倉道朗：橋義歯ポンティック基底面に付着するプラークの観察．補綴誌，20：465-481, 1976.

11）Nicola UZ, Carlo PM, Tord B：The ovate pontic design：histologic observation in humans. J Prosthet Dent, 88（4）：375-380, 2002.

12）山本浩正：イラストで語るペリオのためのバイオロジー．66，クインテッセンス出版，東京，2002.

13）Caffesse RG, Nasjleiti CE, Castelli WA：The roll of sulcular environment in controlling epitherial keratinization. J Periodontol, 50：1-6, 1979.

14）Tsuchiya Y, Muramatsu T, Masaoka T, Hashimoto S, Shimono M：Effect of 4-META/MMA-TBB resin on adhesion and keratinization of regenerating oral epithelium. J Periodont Res, 44（4）：496-502, 2009. Epub 2008 Nov 2.

15）Hormia M, Sahlberg C, Thesleff I, Arienne T：The epithelium-tooth interface-A basal lamina rich in laminin-5 and lacking other known laminin isoforms. J Dent Res, 77：1479-1485, 1998.

16）Hormia M, Owaribe K, Virtanen I：The dent-epithelial junction：Cell adhesion by type 1 hemidesmosomes in the absence of a true basal lamina. J Periodontol, 72：788-797, 2001.

17）Pakkala T, Virtanen I, Okasanen J, Jones JC, Hormia M：Function of laminins and laminin-binding integrins in gingival epithelial cell adhesion. J Periodontol, 73：709-719, 2002.

18）下野正基：新編 治癒の病理．第５章 臨床的考察．Q12 プラークフリーゾーンは何を意味するか．159，医歯薬出版，東京，2011.

19）Maynard JG, Wilson RD：Diagnosis and management of mucogingival problems in children. Dent Clin North Am, 24：683-703, 1980.

20）Kan JY1, Morimoto T, Rungcharassaeng K, Roe P, Smith DH：Gingival biotype assessment in the esthetic zone：visual versus direct measurement. Int J Periodontics Restorative Dent, Jun：30（3）：237-43, 2010.

21）南　昌宏：唇側クラウンカントゥア調整の基準．ザ・クインテッセンス，26（1）：75-85, 2007.

22）桑田正博：歯科技工別冊／Biological Crown Contour ―生体に調和する歯冠形態．40-41，医歯薬出版，東京，2008.

23）Wagman SS：The role of coronal contour in gingival health. J Prosthet Dent, 37：280-287, 1977.

24）Kay HB：Criteria for restorative contours in the altered periodontal environment. Int J Periodontics Restorative Dent, 5（3）：42-63, 1985.

# 第4章

# BTAテクニック®に対するQ&A

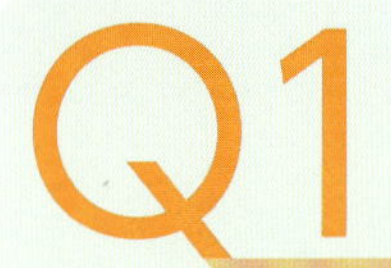

# BTA テクニック®に対する２大疑惑①<br>BTA テクニック®は Biologic Width を侵襲しているのか？

答えは「イエス」である．一般的に，Biologic Width を侵襲すると歯肉に炎症を起こしたり，骨吸収が起こると思われている．では，BTA テクニック®では Biologic Width を侵襲しているにもかかわらず，なぜそのような問題が起こらないのであろうか？　それは，結合組織性付着を傷つけていないからであろう．

BTA テクニック®では，骨縁から1.5mm 離して歯肉切除を行わなければならないと考えている（**4-1**）．そうすることで結合組織性付着を侵襲することはない．このことを裏付ける研究論文を紹介する．

Tal らは，43頭のビーグル犬の犬歯に，骨縁とセメント-エナメル境の位置にV級のアマルガム窩洞を形成し，観察した．その結果，骨縁の窩洞形成，すなわち結合組織性付着を侵襲した場合には，3.16mm の歯肉退縮と1.17mm の骨吸収を起こした．しかし，セメント-エナメル境の窩洞形成，すなわち上皮性付着を侵襲した場合には，0.46mm の歯肉退縮と0.15mm の骨吸収のみであった[1]．

また，Günay らの研究では，41名の被験者の116本の歯を被験歯として用い２年間の経過観察を行った．骨縁から１mm 以内の位置に支台歯形成を行った場合，すなわち結合組織性付着を侵襲した場合には，PBI（papillary bleeding index）は増加したが，骨縁から１～２mm 以内または２mm 以上の位置に支台歯形成を行った場合，すなわち上皮性付着を侵襲した場合では，PBI に増加は認められなかった[2]．

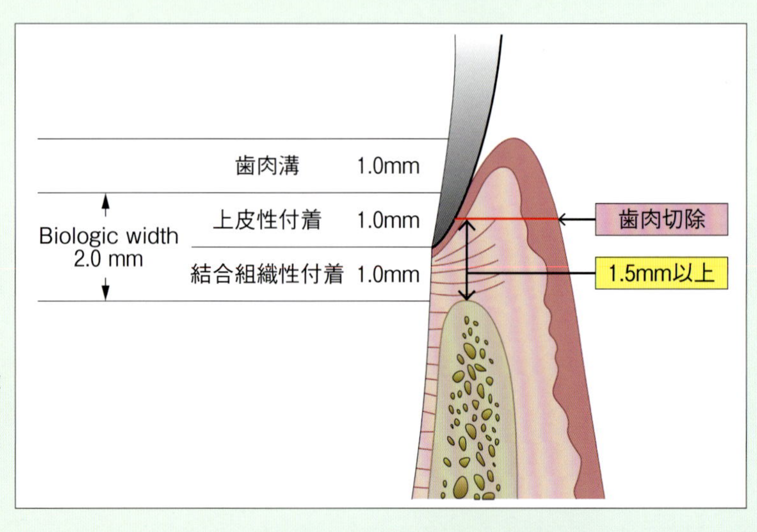


**4-1**　BTA テクニック®では，歯肉切除の位置を，骨縁から1.5mm 以上としているため上皮性付着は侵襲しているが，結合組織性付着は侵襲していない．

これら2つの研究論文の結果から，上皮性付着を侵襲して形成を行ったとしても，必ずしも骨吸収や歯肉の炎症を起こさないものと考えられる．

また今までの研究から，上皮性付着はエナメル質，セメント質，チタン，ジルコニア，レジンに作られることが報告されており[3~6]，上皮性付着がジルコニアやポーセレンのBTAマージンに再製されることは自然なことだと思われる．

**参考文献**

1）Tal H, Soldinger M, Dreiangel A, Pitaru S : Periodontal response to long-term abuse of gingival attachment by supracrestal amalgam restorations. J Clin Periodontol, 16 (10) : 654-659, 1989.
2）Günay H, Seeger A, Tschernitschek H, Geurtsen W : Placement of the preparation line and periodontal health-A prospective 2-year clinical study. Int J Periodontics Restorative Dent, 20 (2) : 173-181, 2000.
3）Hormia M, Sahlberg C, Thesleff I, Aienne T : The epithelium-tooth interface—A basal lamina rich in laminin-5 and lacking other known laminin isoforms. J Dent Res, 77 : 1479-1485, 1988.
4）Atsuta I, Yamada T, Yoshinari M, Goto T, Kido MA, Kagiya T, Mino S, Shimono M, Tanaka T : Ultrastructural localization of laminin-5 (gamma2 chain) in the rat peri-implant oral mucosa around a titanium-dental implant by immuno-electron microscopy. Biomaterials, 26 : 6280-6287, 2005.
5）Hempel U, Hefti T, Kalbacova M, Wolf-Brandsetter C, Dieter P, Schlotting F : Response of osteoblast-like SAOS-2 cells to zirconia ceramics with different surface topographies. Clin Oral Implants Res, 21 : 174-181, 2010.
6）Tsuchiya Y, Muramatsu T, Masaoka T, Sadamitsu H, Shimono M : Effect of 4-META/MMA-TBB resin on adhesion and keratinization of regenerating oral epithelium. J Periodont Res, 44 (4) : 496-502, 2009. Epub 2008 Nov 2.

## Q2 BTAテクニック®に対する2大疑惑②<br>オーバーハングマージンは歯周組織に有害であるか？

BTAテクニック®のオーバーハングマージンは，**4-2**に示すように歯肉縁下における極端なオーバーカントゥアと考えられる．

一般的にオーバーカントゥアが悪いと思われる理由として，オーバーカントゥアでは清掃しにくく，歯垢が付着しやすいことである．しかしオーバーカントゥアは，歯肉縁上と歯肉縁下では，歯垢の付着に対する影響が全く異なる．歯肉縁上では，オーバーカントゥアは歯垢の付着が増加するが，歯肉縁下では減少するという研究論文がある[1]．

さらにBTAテクニック®では，オーバーハングマージンは，装着後は逆に歯肉とフラットになり，歯垢が付着しにくくなる．

また，機械的（物理的）に歯肉に刺激を与え炎症を起こすとか，歯肉を貧血状態にして歯肉退縮を起こすなどと思われることもあるが，そのようなエビデンスはない．歯肉に対する機械的（物理的）な刺激や貧血状態が一時的であれば，長時間，歯肉に悪影響を及ぼすものとは考えにくい．遊離歯肉移植を考えてみれば，一度完全に切断された血管が再生されるくらい歯肉の適応能力，再生能力は高いのである．

さらに，インプラントの補綴では，強いオーバーカントゥアの補綴装置が装着されることが多い．なぜインプラントでは良くて，天然歯ではダメなのかということを明確に答えられる歯科医師はいるのだろうか？

**参考文献**

1）川島泰三：天然歯および歯冠補綴装置の歯肉辺縁付近における歯垢沈着について．補綴誌，22：432-459，1978.

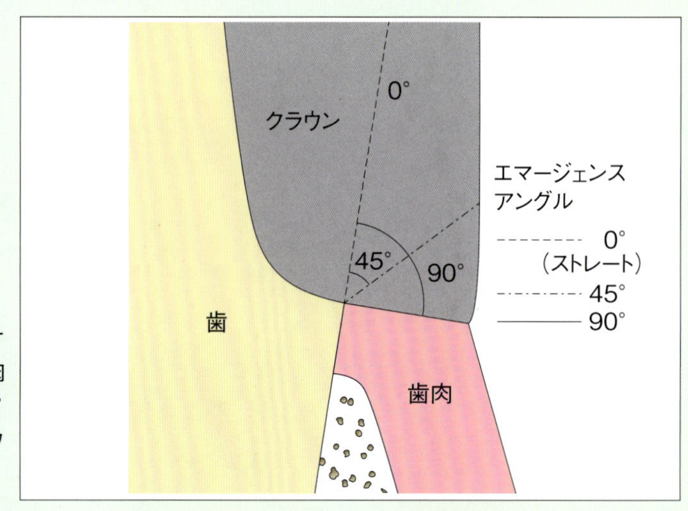


**4-2** BTA テクニック®のクラウンはオーバーハングの形態をしているが，歯肉縁下でエマージェンスアングルが90°（直角）のオーバーカントゥアのクラウンと見ることができる．

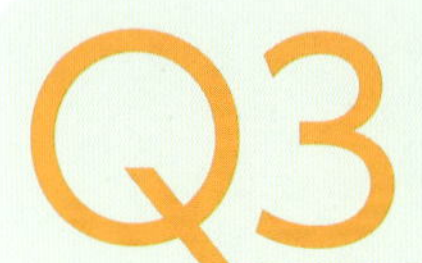

## Q3 歯肉の切除には何を用いるのか？

歯肉の切除には，筆者は基本的に電気メスを使用している．主に唇側面となるBTA マージンを作る予定の箇所は，ループ状のチップを歯肉の外側から歯面の方向に動かして切除する．隣接面にはストレート状のチップを用いる．その他，レーザーや外科用メスやダイヤモンドバーなど回転切削器具を使用しても問題はない．

電気メスの良いところは，簡便でありチップが細いため正確に切除できるところである．レーザーは，接触して切除するタイプが良い．

何を用いてもかまわないが，重要なことはボーンサウンディングを必ず行い，骨縁から1.5mm 以上離して切除することである．

## Q4 隣接面の形態にもBTAテクニック®を適用するのか？舌側にBTAテクニック®を用いることはあるのか？

通常，隣接面は隣に隣在歯があり，歯肉は歯間乳頭となっており，BTAテクニック®を用いることはしない．ただし，歯肉縁下からオーバーカントゥアにエマージェンスプロファイルを立ち上げて凸型にし，アダプテーションを強くするよう心掛けている．

歯間部に歯肉退縮が起こって歯間乳頭がなくなり，歯根の凹型や分岐部が露出してきている場合には，BTAテクニック®を用いてオーバーハングとし，凹部や分岐部を凸形態にすることで，アダプテーションを高めると同時にプラークコントロールをしやすくする．

舌側にBTAテクニック®を用いるのは，臼歯で舌側歯頸部が隣在歯に比べかなり内側に入っている時などである．その場合には，歯ブラシの毛先が舌側歯頸部に届きにくいので，BTAテクニック®によりアウターマージンを舌側に出すように作製している．

## Q5 プロビジョナルの作り方は？

BTAテクニック®でのプロビジョナルの注意点は，歯肉切除した歯肉が後戻りしないようにブロックすることである．プロビジョナルのマージンは，オーバーハングの形態で歯肉切除後の歯肉の幅と同じに作る．

クラウンのプロビジョナルの場合は，歯肉と接するBTAマージンは研磨する．筆者はラミネートベニアのプロビジョナルは，口腔内で直接，CRで作製することが多いが，その場合には研磨はせず，そのままとしている．

プロビジョナルが脱離してしまうと，歯肉は後戻りしてしまうため，補綴装置装着時に再度歯肉切除する必要がある．

## Q6 メインテナンスについて

BTA テクニック®のメインテナンスは，通常の歯のメインテナンスよりも簡単である．なぜなら，歯肉溝（歯肉と BTA マージンの間）に歯垢が溜まらず，歯石もつかないからである．通常では歯根の分岐部や凹んだ部分が存在するとメインテナンスが難しくなるが，BTA テクニック®により，フラットまたは凸に形態を変えていれば，かなりメインテナンスしやすくなる．無理に歯肉溝に器具を入れることは，上皮付着を壊したり出血させてしまうので行うべきではない．そのため，BTA テクニック®を用いた歯のメインテナンスを行う歯科衛生士は，基本的に BTA テクニック®の知識を持っている必要があり，歯科医師との情報共有が大切である．

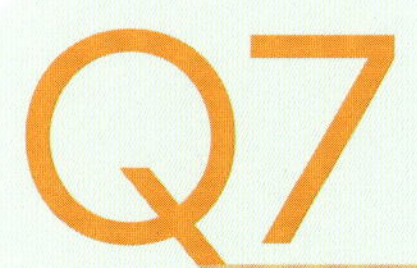

## 技工についての注意点

BTA テクニック®の補綴装置を作製する歯科技工士は，従来の技工の考え方とは大きく違うため，BTA テクニック®の知識を持っていなければならない．一連の治療工程，BTA コンセプトなど，BTA テクニック®の全体の治療の流れと重要なポイントがわかっている必要がある．

BTA テクニック®の補綴装置には，インナーマージンとアウターマージンがある．インナーマージンは，従来のマージンであり変えられないが，アウターマージンは歯科技工士によって変えることができ，適切な位置に設定する．

もちろん，歯科医師から特別の指示があれば，その指示を守って作製する．そのため，歯科医師と歯科技工士のコミュニケーションはたいへん重要であり，用語もお互いに知っている必要がある．

## Q8 アウターマージンの位置，BTA アングルの角度での注意点は？

アウターマージンの位置は基本的に唇側（頰側）歯肉の表面に位置させるが，垂直的な位置は歯科技工士（歯科医師の指示を含む）が決定する．

アウターマージンの位置を決定することで，BTA アングルは変化する．BTA アングルは，当初はほぼ直角としていたが，10年ほど経ってから直角以上の角度とすることも多くなってきた．それは，歯肉切除後の歯肉ラインをさらに根尖方向に移動するためであるが，135°くらいまでにしている．その理由は，セメント除去が難しくなってしまうこと，歯肉の圧力が強くなり過ぎること，辺縁歯肉が骨縁に近づき過ぎてしまうことなどである．

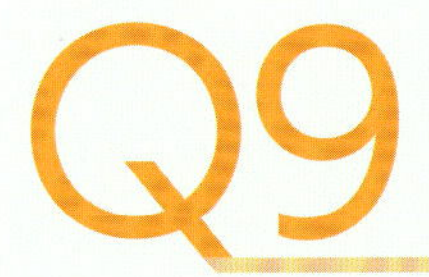

## Q9 セメンティングでセメントの取り残しが起こらないのか？

セメンティングでセメントの取り残しは，できる限り起こらないようにしなければならない．そのため，細い探針を使用している．歯肉の圧迫があまり強い場合には，BTAマージンを少し削って調整したり，少し歯肉切除をすると良い．装着時に歯肉切除を行うと上皮付着が起こりやすくなるようである（77頁，付章の参考文献[5~7, 11]を参照）．

また，BTAマージンや隣接面などには，セメントを除去しやすいように分離材（「ウォッシャブル セップ」サンメディカルなど）を塗っている．

必要があれば局所麻酔を行い，患者の痛みを抑え，確実に余剰セメントを除去する．

BTAテクニック®の補綴装置では，探針を歯軸にほぼ直角に入れると歯面に達するため，歯肉縁下深い位置で硬化したセメントを除去するよりも除去しやすいように感じている．

筆者は，接着が必要なラミネートベニアや維持力の弱いクラウンではレジンセメントを用いているが，維持力に問題のないジルコニアのクラウンでは，余剰セメントを除去しやすいようにグラスアイオノマーセメントを用いている．

## Q10 BTAテクニック®の支台歯形成のマージンは，シャンファー，ショルダー，ナイフエッジの中で何がいいのか？

BTAテクニック®では，補綴装置マージンをオーバーハングの形態に作製するため，通常の支台歯形成よりも削除量は少なくても，強度的にも審美的にも問題は起きにくい．歯肉切除後の歯肉の厚みにもよるが，通常はナイフエッジで十分である．舌側転位している歯や矮小歯では，ほとんど切削しなくてもよい．

# Q11 BTA テクニック®をインプラントに用いることは有効か？

インプラントのフィクスチャーは天然歯に比べて径が細く円形をしているため，天然歯のようなクラウン形態を作るためにフィクスチャーを深く埋入し，歯肉縁下でアバットメントまたはクラウンを徐々に膨らませて作製することがよく行われている．

筆者はインプラントにもBTA テクニック®を用いることで，深く埋入せずオーバーハング形態にクラウンを作製している（**4-3～4-5**）．アウターマージンの位置を変えることで，歯肉ラインが整い，プラークコントロールもしやすくなる．

インプラントは天然歯と比較した時に，結合組織性付着がないためにソフトティッシュシーリングが弱く，インプラントと歯肉の間から細菌が侵入しやすいと言われているが，BTA テクニック®を用いることでクラウンに対して歯肉の圧力を強めることができ，ソフトティッシュシーリングを強くすることができるものと考えている．

また，インプラント周囲の歯肉では，天然歯のもつ歯根膜がないために血流が悪いと言われているが，BTA テクニック®を用いることでインプラントは深く埋入しなくて済み，さらに歯肉切除を行うことで辺縁歯肉が骨縁から近くなるため，血流もあまり悪くならないようにできるのではないかと考えている．

意図的にインプラントを深く埋入した場合には，もともとあった骨を喪失させ歯肉貫通部が長くなる．このことは，インプラントをメインテナンスしていく上で大きなリスクとなると考えている．

**参考文献**

1）Ikiru Atsuta, Yasunori Ayukawa, Ryosuke Kondo, Wakana Oshiro, Yuri Matsuura, Akihiro Furuhashi, Yoshihiro Tsukiyama, Kiyoshi Koyano：Soft tissue sealing around dental implants based on histological interpretation. Journal of Prosthodontic Research, 60：3-11, 2016.

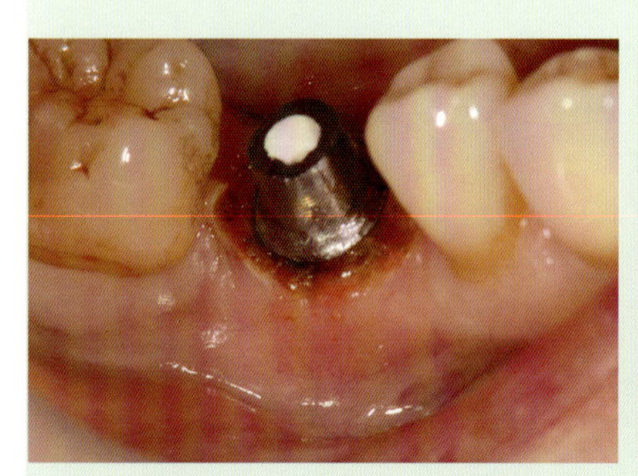

**4-3** 6|部にインプラントの埋入．アバットメント装着を行い，BTA テクニック®を用いたセラモメタルクラウンを装着するため，歯肉切除と形成を行った．

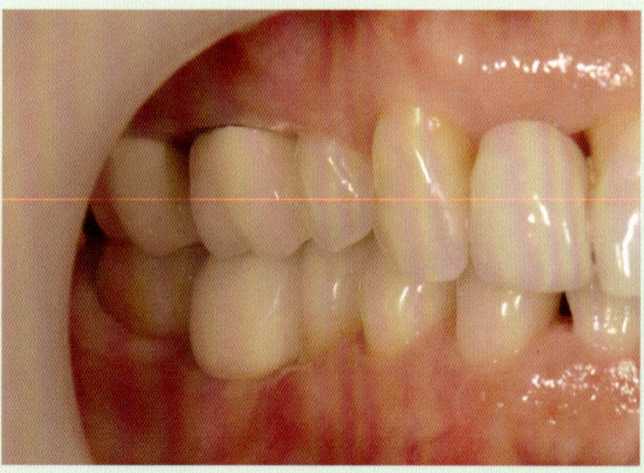

**4-4** セラモメタルクラウン装着後２週間．

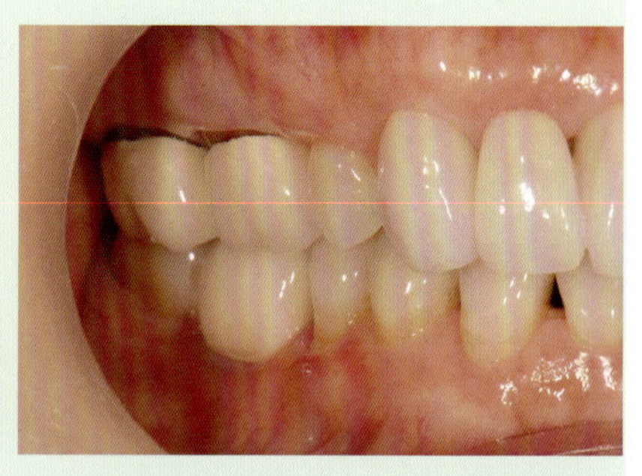

**4-5** セラモメタルクラウン装着後10年４カ月．歯肉の炎症，退縮は認められず，健康な状態を保っている．一方，76|には通常のセラモメタルクラウンが装着されていたが，歯肉退縮が起きてきている．

# Q12 BTAテクニック®の経過観察結果は？

当院では，BTAテクニック®を用いた補綴装置に対する経過観察において，独自の検査を行っている（4-6）．視診により歯肉の発赤の有無を診た後，通常行われるようなペリオドンタルプローブによる検査とは異なり，BTAプロービングという方法で，BTAマージンのアダプテーション度合いを調べている．その際にはプローブは歯軸に対してほぼ直角となる．アダプテーション度合いとは，歯肉のBTAマージンに対する適合度合いであり，Type1（－），Type2（±），Type3（＋），Type4（＋＋）の４タイプに分類している．

アダプテーション度合いで最も良い状態は，歯肉がタイトで歯肉溝（歯肉とBTAマージンの間）にプローブが入らない状態のType3（＋）である．Type2（±）では，視診で隙間はないがプローブが入るという状態だが，これも全く問題はないものと考えている．Type4（＋＋）は，アウターマージンに歯肉が被っている状態であり，歯肉の増殖が強いために起こってくる．

これらの経過観察の記録100歯分をまとめたのが4-7・4-8のグラフである．

まず第一に，多くの症例，長期症例の観察をしてきて言えることは，BTAテクニック®を用いる際に，biologic widthを侵襲し（ただし上皮付着部のみ），オーバーハングのマージンのクラウンを用いたとしても，それが原因で歯肉の重篤な炎症や骨吸収が生じたことは一度もなかったということである．

また，前歯ではわずかな発赤を含めると７％に発赤が見られ，臼歯では見られなかった．このグラフだけではわからないが，実際には発赤の多くは歯肉が補綴装置のマージンに被ってくるType4（＋＋）に多く見られた．Type4（＋＋）は，前歯では９％，臼歯では２％であった．

逆に歯肉と補綴装置マージンとの間に，視診で隙間が認められたType1（－）は，前歯では２％，臼歯では９％であり，明らかに臼歯のほうが多かった．これらの結果から，前歯のほうが歯肉のアダプテーション度合いが強くなり，歯肉が被る可能性も高く，臼歯はアダプテーション度合いが弱くなり，隙間ができやすい傾向が認められる．

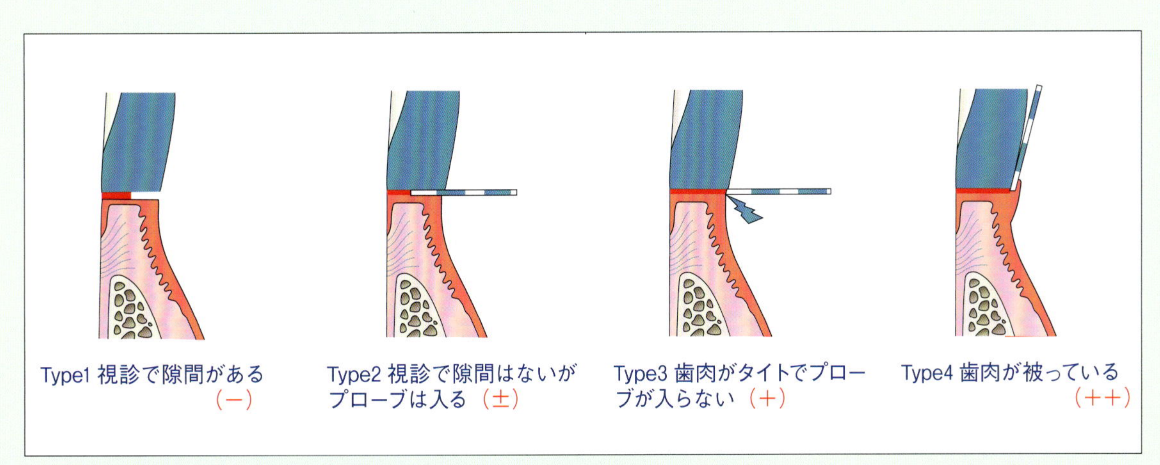


**4-6** 当院で行っているBTAテクニック®を用いた補綴装置に対する検査法（BTAプロービング）．BTAマージンのアダプテーション度合いをType1～Type4に分類している．

その理由ははっきりわかっていないが，臼歯のほうがブラッシング圧が高く，ブラッシングの時間も長いからではないかと推測している．

発赤の多くがType4（＋＋）に多く見られた理由として，補綴装置マージンに被ってしまった歯肉は，サポートが弱くなるために血管の拡張が起こるものと推測している．それは細菌による歯肉の炎症とは異なり，病変が深く進行していくことはなく，時間が経過すると治まってしまうこともある．また，ブラッシングで意図的に被った歯肉を退縮させることで治まることも多い（64頁の**症例Ⅴ**を参照）．

隙間ができてしまった場合には，ブラッシング方法やブラッシング圧を変えることで改善されることもある．もしも隙間が大きくなり，プラークが多量に溜まってしまうのであれば，口腔内で削ってオーバーハングの部分を失くすこともできるので大きなリスクはないものと考えている．

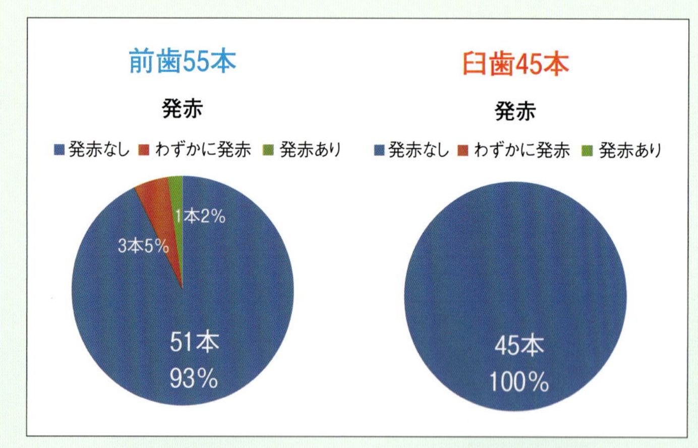


4-7　BTAテクニック®を適用した症例の経過記録データ（100歯），発赤の有無．

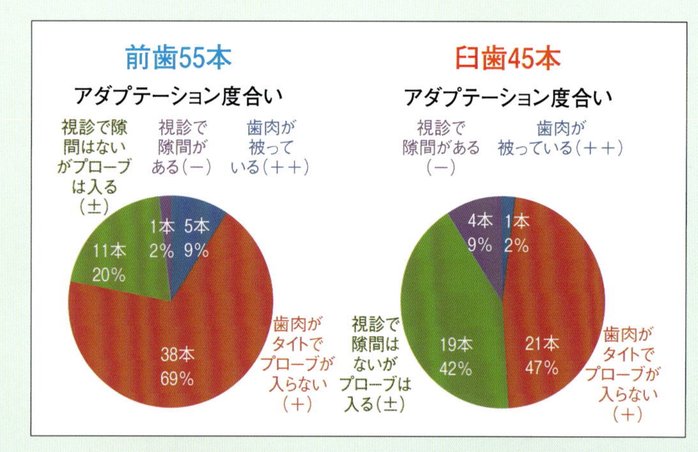


4-8　BTAテクニック®を適用した症例の経過記録データ（100歯），アダプテーション度合い．

# 第5章

# BTAテクニック®の臨床例

# 症例 I　BTA テクニック®で歯肉ラインを整える

**患者**：初診時43歳の女性.

上顎前歯の色と形を治してほしいということで来院. 歯肉ラインを整えて歯肉退縮を防ぐため，1|1 を BTA テクニック®によるラミネートベニアで修復することとした.

修復前にホームホワイトニングを行っている. 麻酔下でボーンサウンディングを行ったところ，1|1 とも骨縁から歯肉縁までの距離はおよそ 3 mm であった. 1| は 1 mm, |1 は0.5mm の歯肉切除を行った. 形成後，印象採得時の状態を横から見ると，歯肉の切除した部分の厚みがわかる（I-d）.

プロビジョナルは口腔内で直接，コンポジットレジンで作る. その後，切除した歯肉の厚みにぴったり合うようにラミネートベニアを歯科技工士が製作する. 模型上でのラミネートがオーバーハングに作られているのをご覧いただきたい. この症例では右側のほうが歯肉の厚みがあることがわかる（I-f）.

装着後，3 週間で歯肉が健康になってきている（I-h）.

装着後，9 年 1 カ月では歯肉の炎症，後戻り，退縮はなく，BTA 部のアダプテーション度合い（53頁の**4-6図**参照）は Type 3（+）で，ペリオドンタルプローブは入らない（I-k・l）.

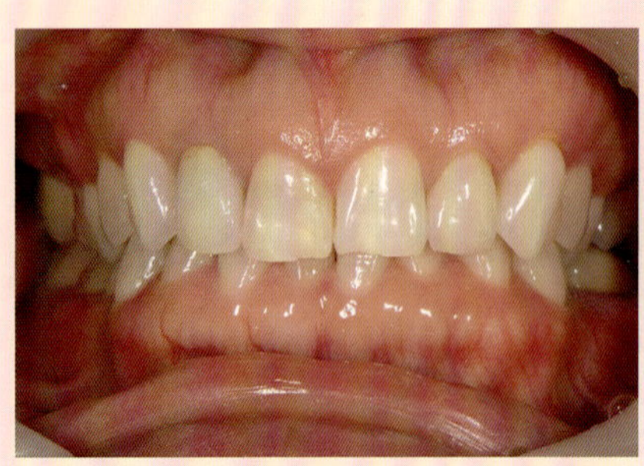

I-a　初診時. 2009年 9 月12日来院. 2| はオールセラミッククラウン，|2 はラミネートベニアを1998年に装着.

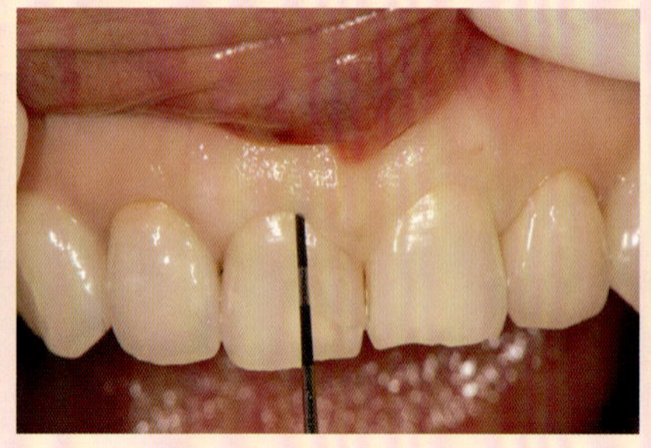

I-b　麻酔下でボーンサウンディング.

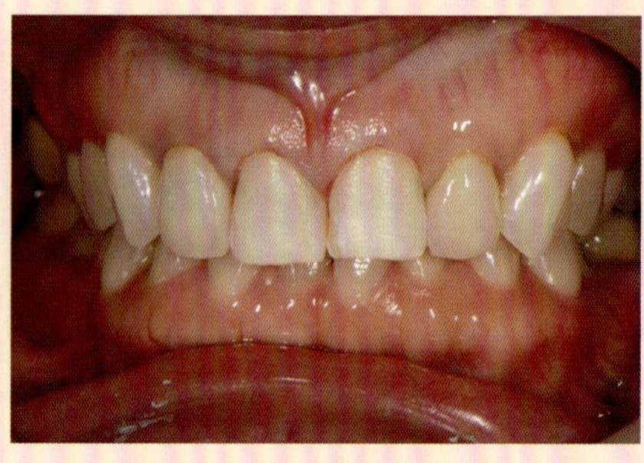

I-c　電気メスで歯肉切除後，ラミネートベニアの形成.

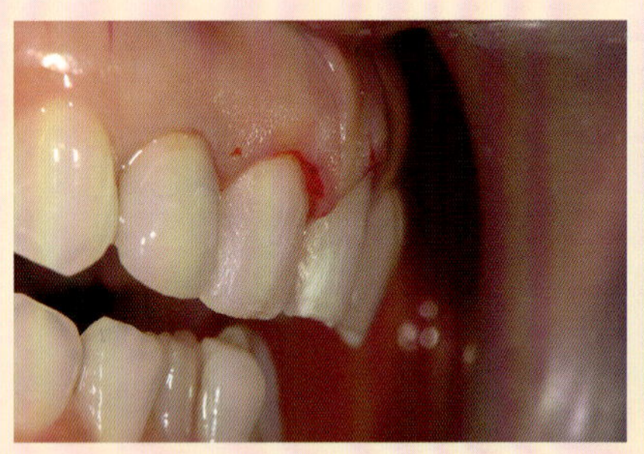

I-d　歯肉切除後の歯肉の厚みに注目.

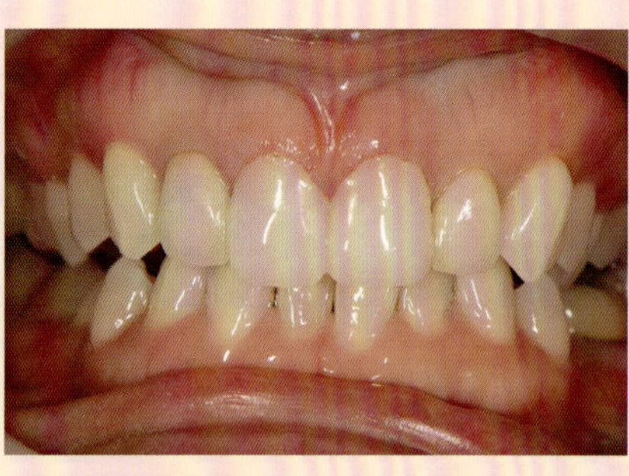

I-e　コンポジットレジンによるプロビジョナルの状態.

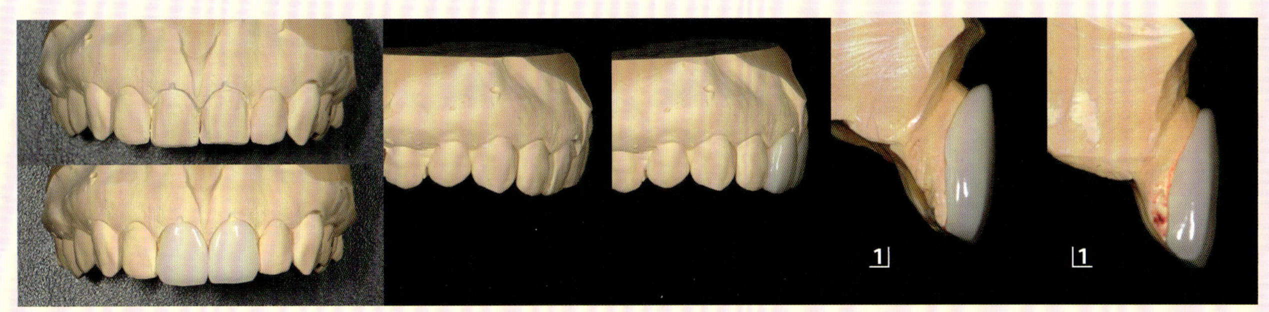


Ｉ－ｆ　模型上のラミネートベニア．1|のほうが歯肉の厚みがある．1|1 それぞれの歯肉の厚みと同じ厚みのラミネートベニアを作製．

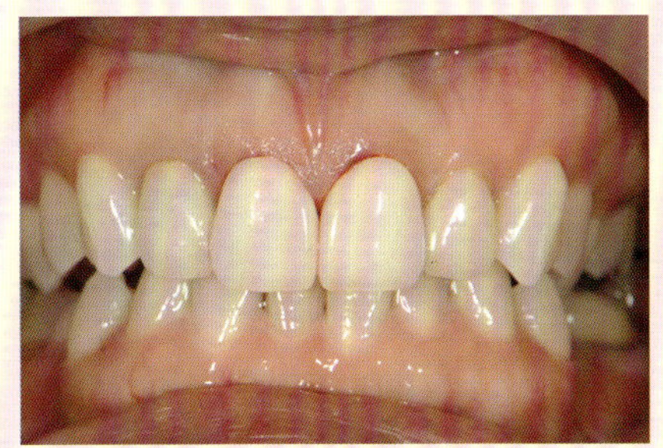

Ｉ－ｇ　装着直後．

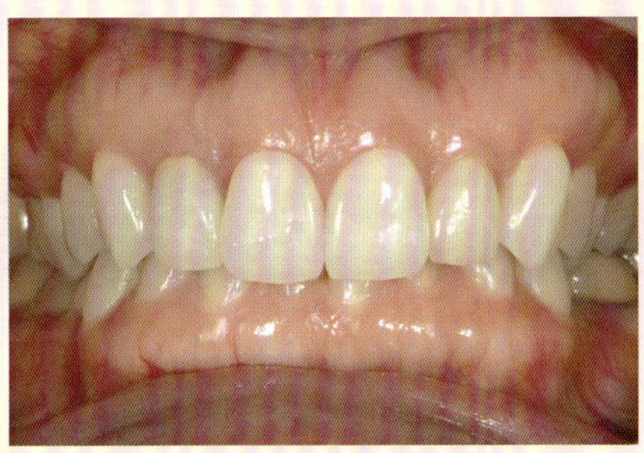

Ｉ－ｈ　装着３週間後．

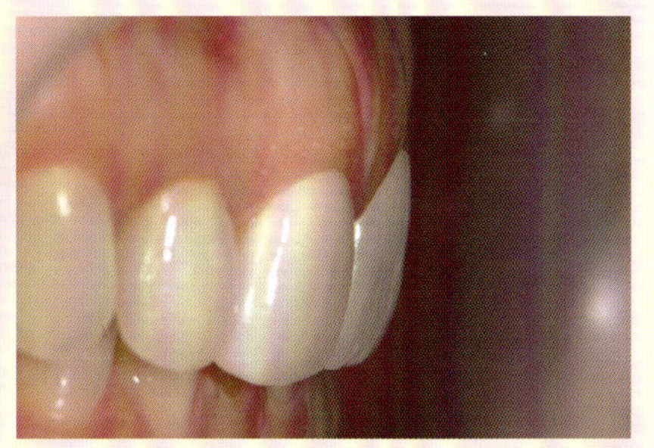

Ｉ－ｉ　1|1 のラミネートベニアのマージンは実際にはオーバーハングだが，歯肉と平坦になっている．

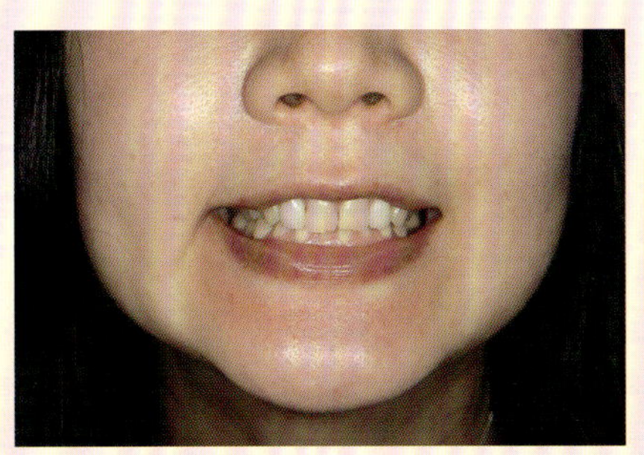

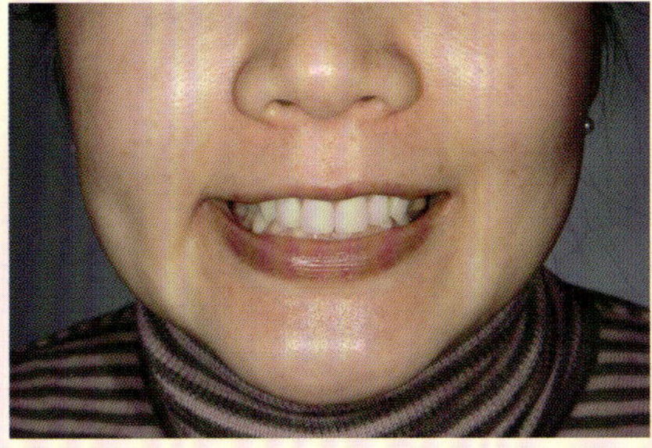

Ｉ－ｊ　術前・術後の比較．

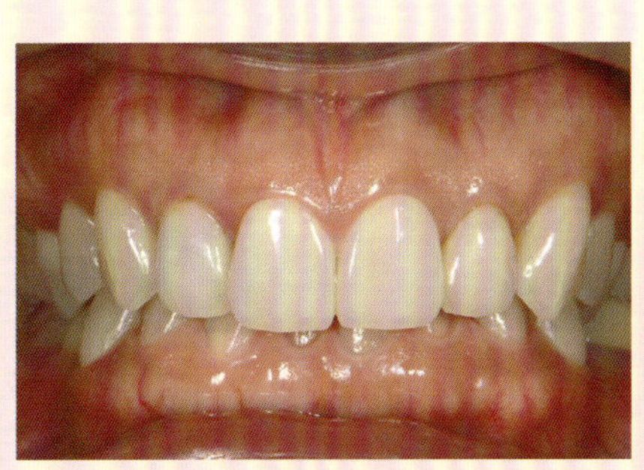

Ｉ－ｋ　術後９年１カ月．

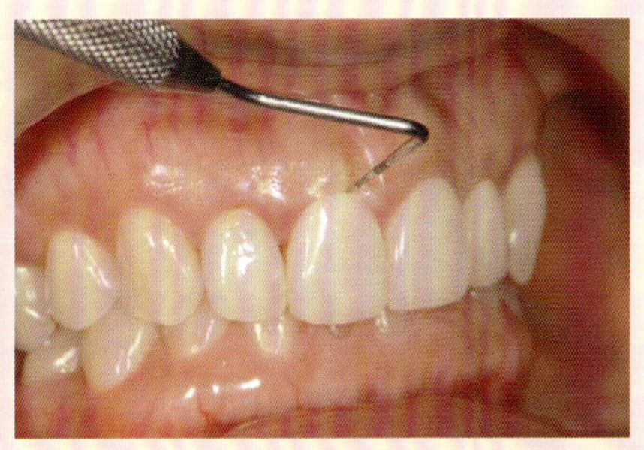

Ｉ－ｌ　同，術後９年１カ月．補綴装置と歯肉の間にプローブは入らない．

# 症例Ⅱ BTAテクニック®によるラミネートベニア修復の20年長期症例

**患者**：初診時21歳の女性.

矯正はしたくないが歯並びをよくしたい，ということで来院．2|2を抜歯してブリッジにするかどうかで悩んだが，筆者自身，抜歯することに強い抵抗感があり，BTAテクニック®によるラミネートベニアで修復することにした.

26年前の1993年初診で，形成時の模型（Ⅱ-b）に示すように，2|2は厚みのあるオーバーハングのラミネートを装着した．審美的な問題は少し残ったが，患者さんの満足度は非常に高いものであった.

術後17年半に|2ラミネートが脱離して来院．ボーンサウンディングしてみると骨レベルは低下しておらず，3mmの位置であった．Ⅱ-hの口蓋側からの写真を見るとわかるが，このような状態で17年半も脱離しなかったのが驚きであった．このときは再装着で対応した.

しかし術後20年に，|2ラミネートが何度も外れたので，再製作することとした．2|は20年間そのままである．20年後のエックス線写真で2|2の骨の状態を見ても吸収していないのがわかる（Ⅱ-i・j）.

この症例を振り返ると，20年で全体的に歯肉が退縮してきているが，BTAテクニック®で治療した部分は退縮していない．歯肉が厚い患者だということはあるかもしれないが，BTAテクニック®でなかったらこのような状態はあり得ないのではないか．いつまで保つかわからないが，最初から抜歯しなくて本当によかったと思う.

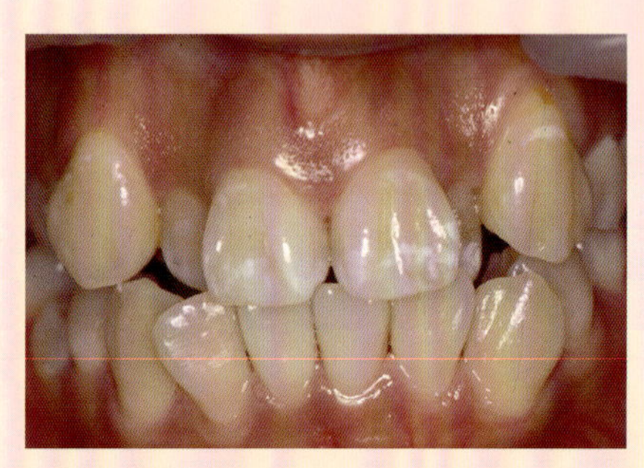

Ⅱ-a　1993年，21歳，女性．矯正治療を行わずに歯並びを治したい.

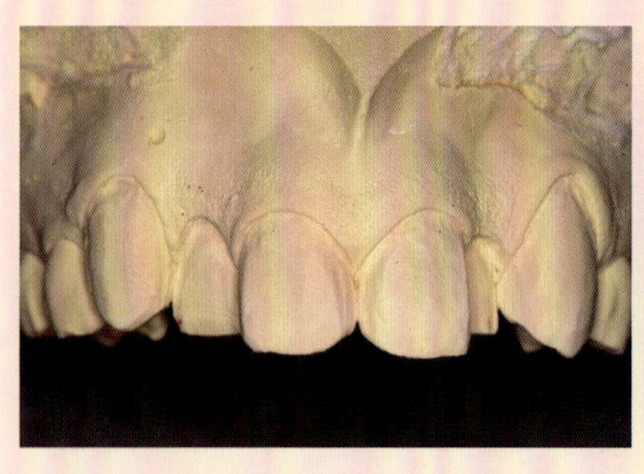

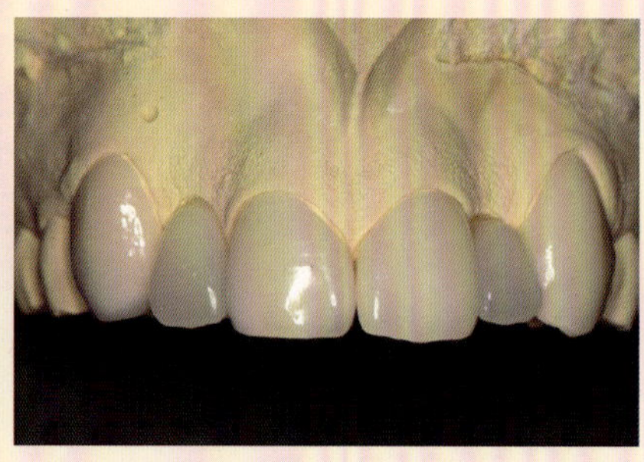

Ⅱ-b　2|2の抜歯後，ブリッジという選択もあったが，上顎6前歯に対し，ラミネートベニアによる修復を行うこととした．2|2に対しては，歯肉切除後，形成と印象採得を行い，オーバーハングの分厚いラミネートベニアを作製した.

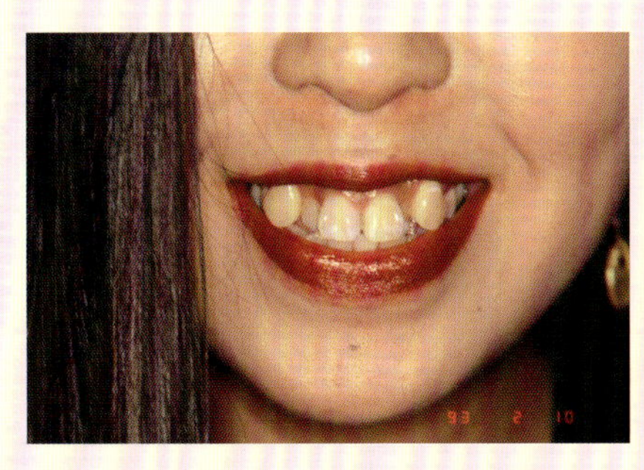

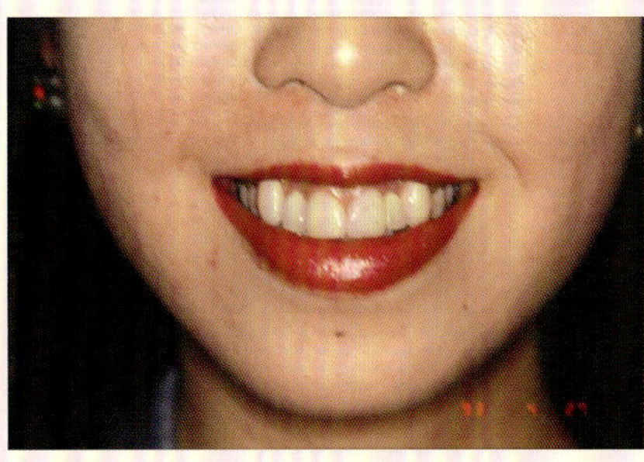

Ⅱ－c　やや審美的な問題は残るが，患者の満足度は高かった．

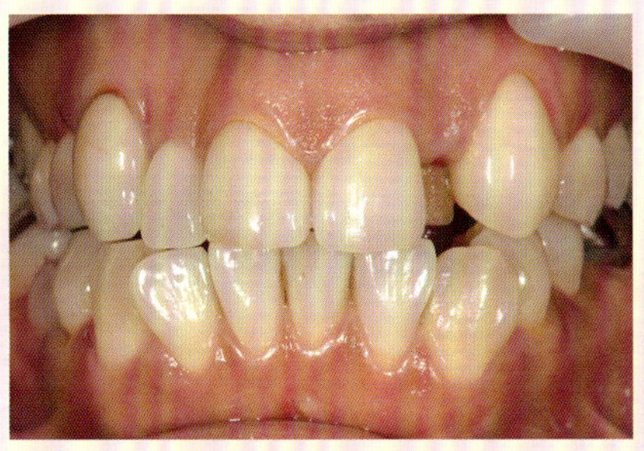

Ⅱ－d　術後17年半後に|2が脱離して来院．

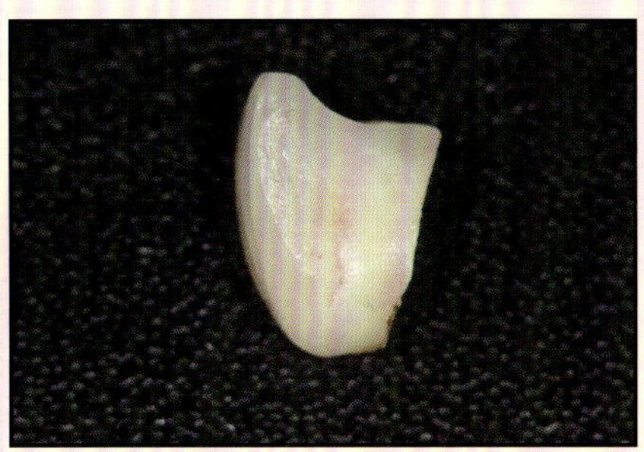

Ⅱ－e　脱離したラミネートベニア．

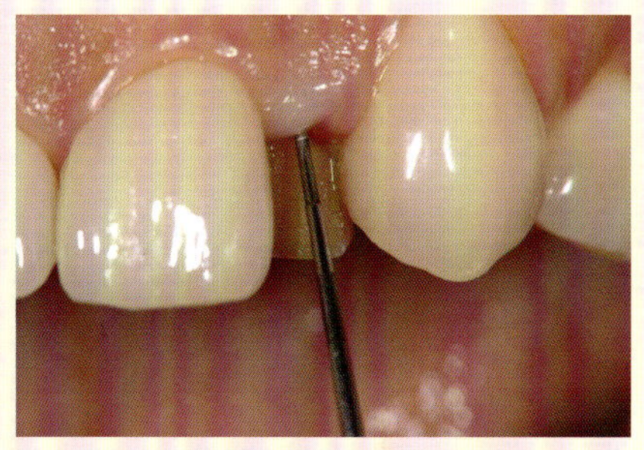

Ⅱ－f　同17年半後，脱離した歯のボーンサウンディングを行うと骨縁まで3 mmであった．

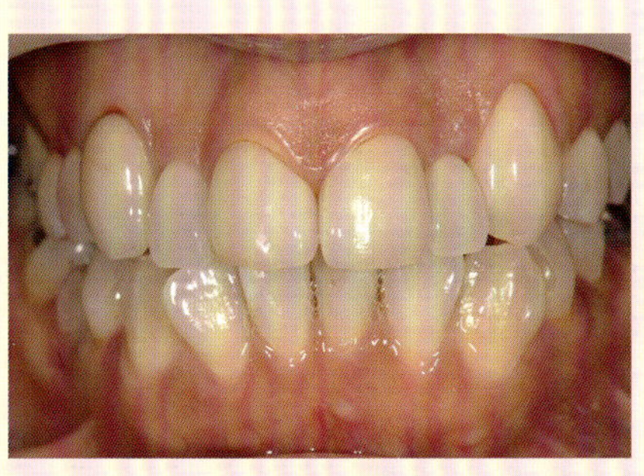

Ⅱ－g　再装着で対応．

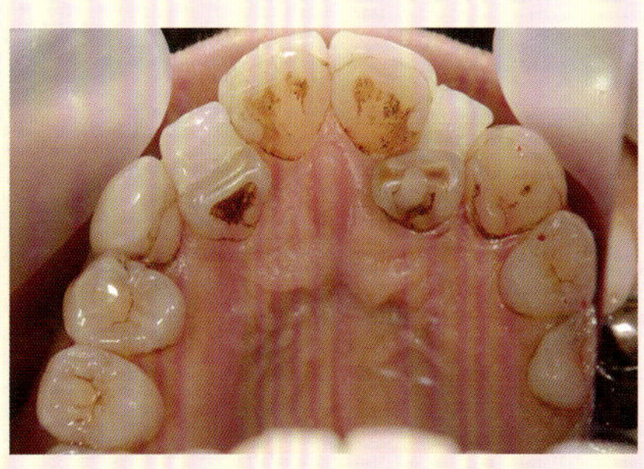

Ⅱ－h　同口蓋側．

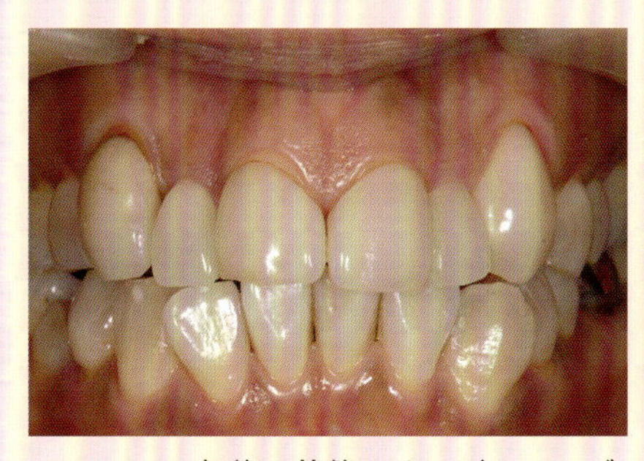

Ⅱ－i　20年後の状態．オーバーハングマージンの2|は20年保っている．初診時（Ⅱ－a）と比べ，2|2の歯肉が厚くなっているのが興味深い．他の歯には歯肉退縮が起きているが，BTAテクニック®部に歯肉退縮は起きていない．

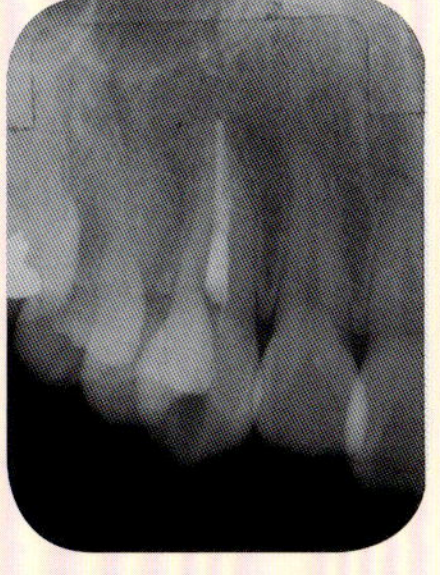

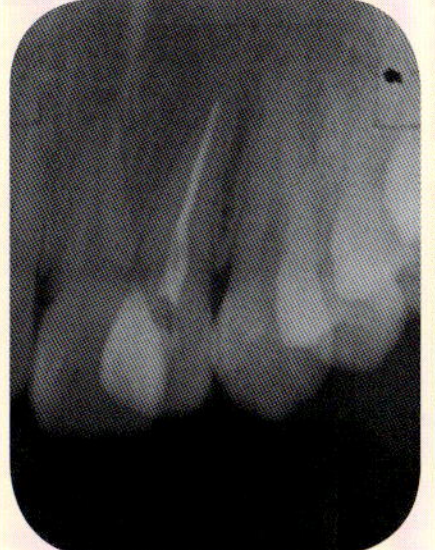

術前

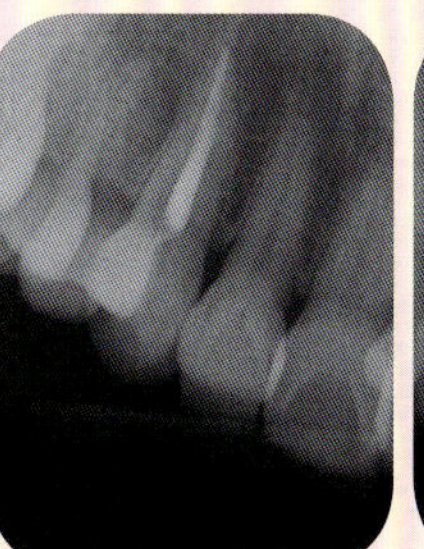

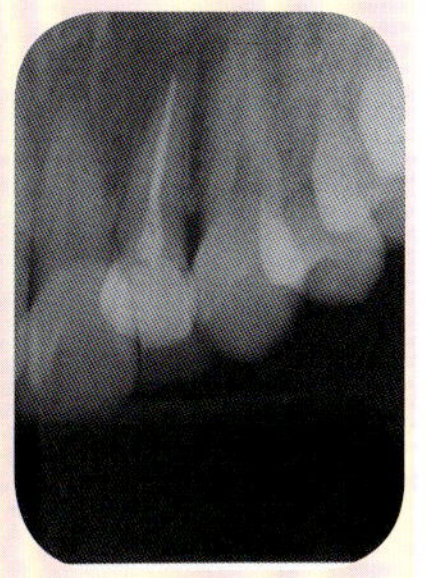

20年後

Ⅱ－j　術前と20年後の比較．エックス線写真で見ても問題がない．

## 症例Ⅲ　BTA テクニック®で治療後，歯肉の発赤が消失した症例

**患者**：初診時32歳の女性.

他院でラミネートベニア修復（3＋3）を行ったものの，歯肉の発赤があることや歯肉ラインが気に入らないということで来院，BTA テクニック®によりラミネートベニアを作り直すことにした．歯肉切除後は**Ⅲ-d**のように歯肉の厚みができているのがわかる.

**Ⅲ-f**は装着後３週間だが，明らかに炎症がなくなっている．**Ⅲ-g**は術前・術後の比較で，発赤が消失している．BTA マージンが歯肉をサポートすることで血管の拡張が抑えられ，発赤がなくなったのではないかと考えている.

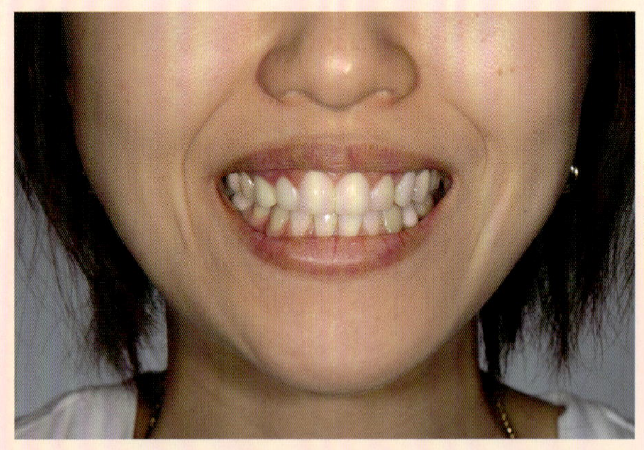

Ⅲ-a　2009年，32歳，女性．3＋3のラミネートベニアの歯肉ラインと歯肉の発赤に不満.

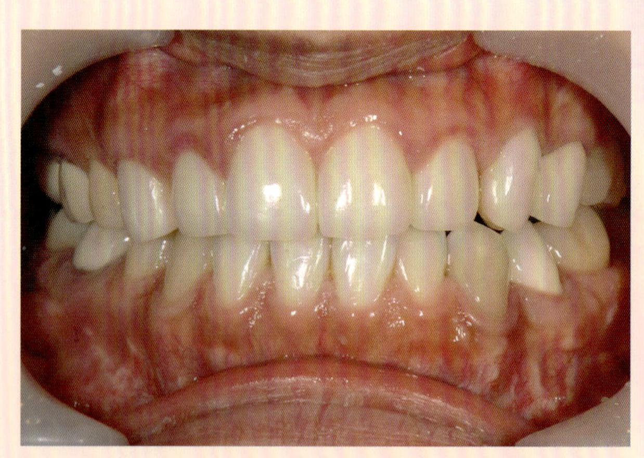

Ⅲ-b　特に 2|2 の発赤が気になる.

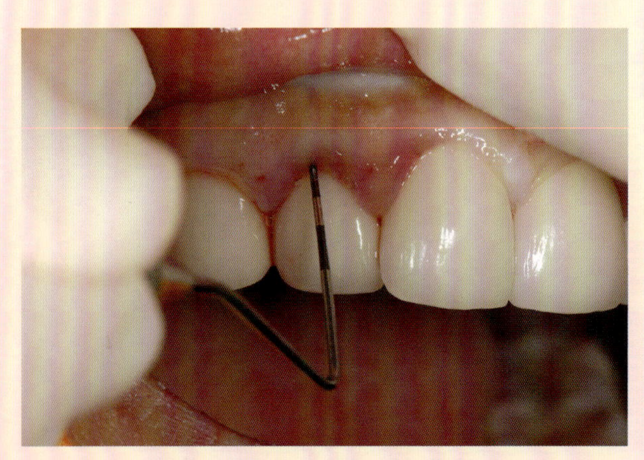

Ⅲ-c　ボーンサウンディング.

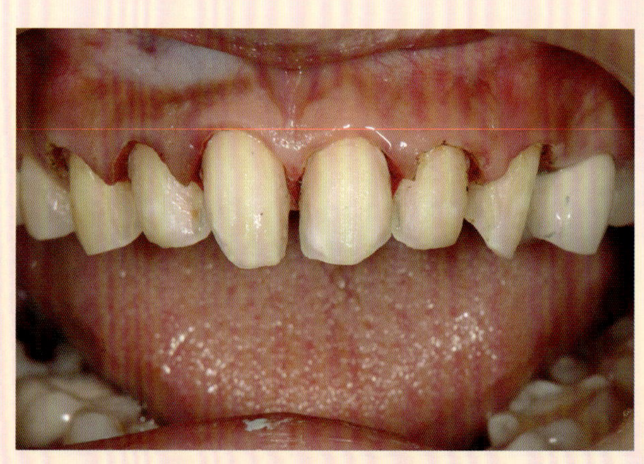

Ⅲ-d　歯肉切除後.

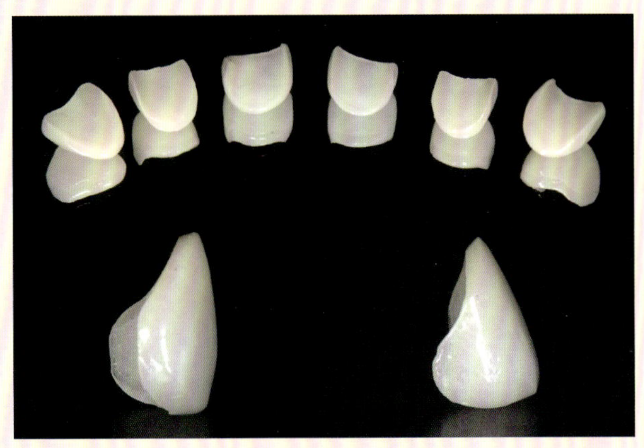

Ⅲ-e　3+3のラミネート．オーバーハングの形態．

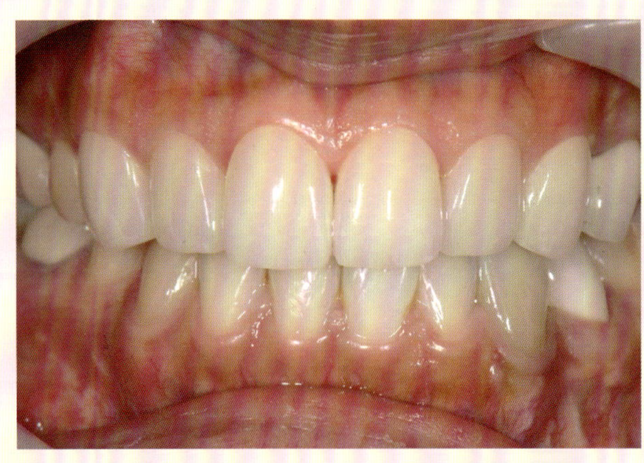

Ⅲ-f　装着後３週間．2|2の炎症，発赤は消失している．

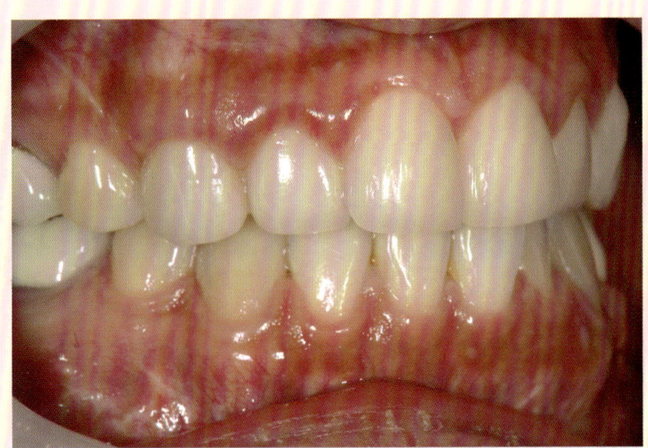

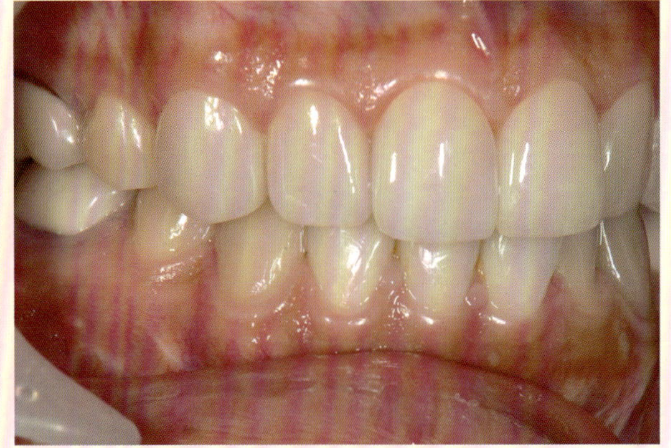

Ⅲ-g　術前と装着後３週間の比較．2|の歯肉の変化に注目．

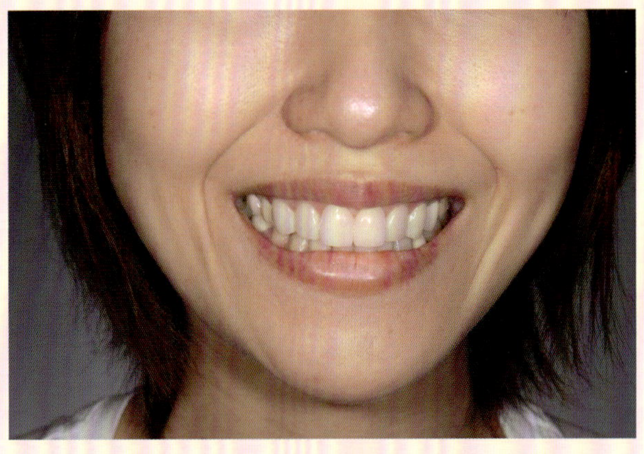

Ⅲ-h　歯肉ラインが改善され，歯肉は健康な状態になった．

# 症例Ⅳ　BTAコンセプトを応用した分割抜歯後のクラウン作製

**患者**：初診時53歳の女性.

歯周病が進んでおり，7|は抜歯し，6|は頬側遠心根を分割抜歯した．6|は歯冠修復のためにⅣ-bのように支台歯形成を行ったが，凹部があるためプラークコントロールが難しい部位がどうしても出てきてしまう．このような形態にどう対応するか，臨床上悩むことがあるが，BTAコンセプトを応用して歯肉縁下でオーバーハングの形態を作り，歯肉のアダプテーションをよくするように試みた（Ⅳ-c）．凹部が凸状となるので，プラークコントロールがしやすい状態になっている.

Ⅳ-dは術前と術後1年5カ月の比較である．1年5カ月後，2年2カ月後（Ⅳ-e），5年8カ月後（Ⅳ-f）と特に問題ない．歯肉もきれいで，歯肉溝も健康な状態になっている.

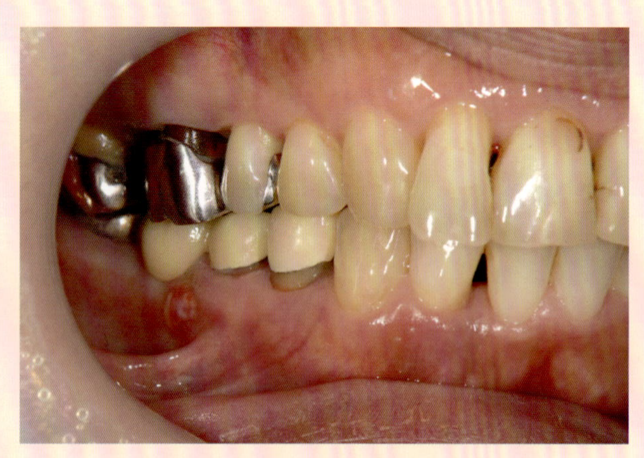

Ⅳ-a　7|と，6|頬側遠心根を抜歯.

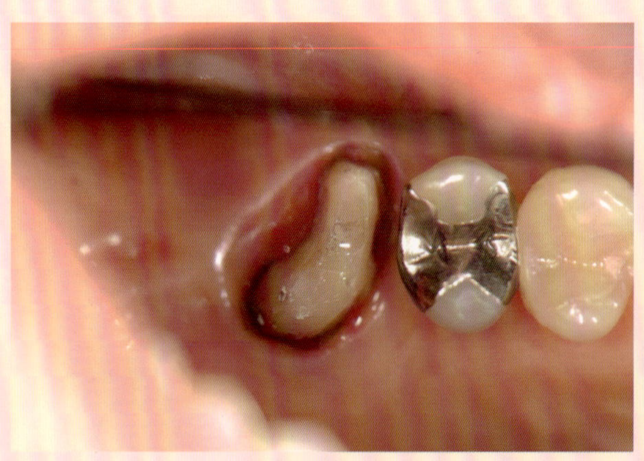

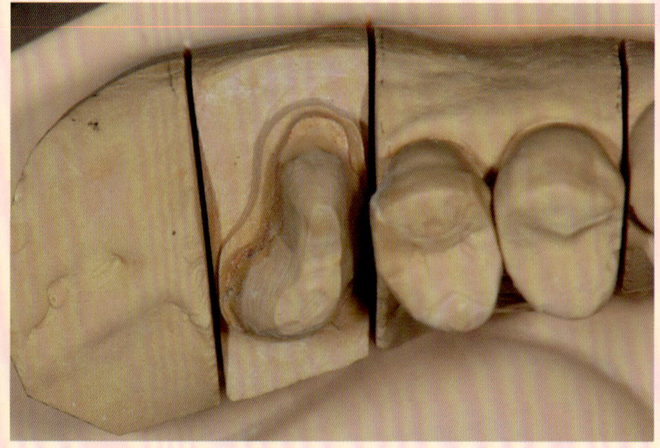

Ⅳ-b　6|の支台歯形成後，歯肉縁下で凹んでいるためプラークコントロールが難しい.

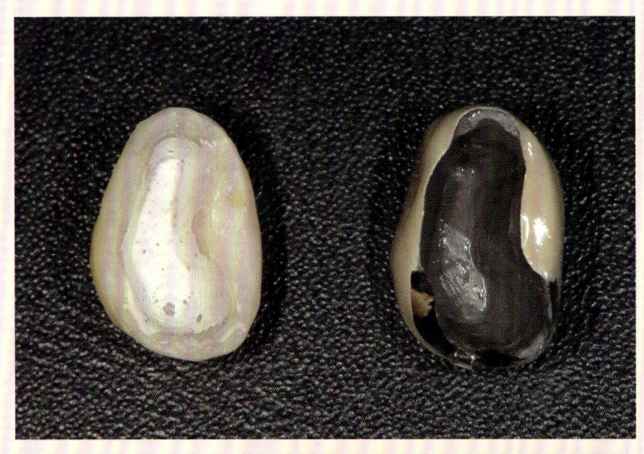

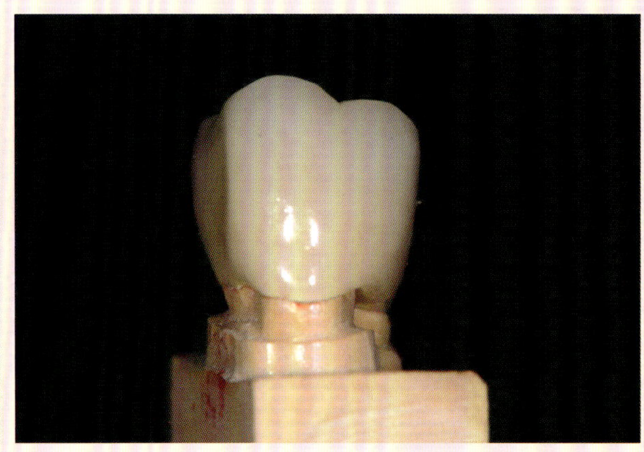

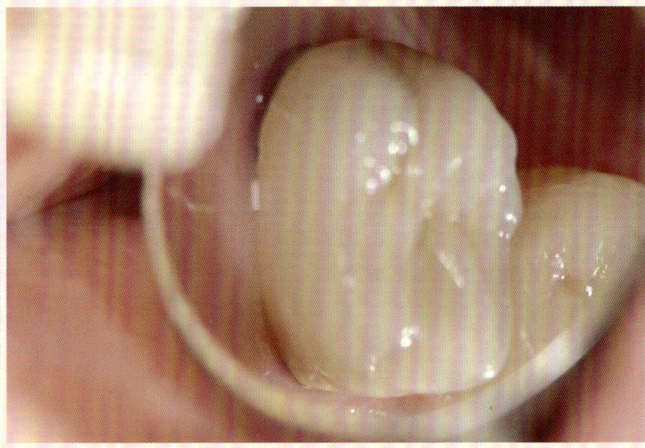

Ⅳ-c　分割抜歯による凹部はプロビジョナルで凸状とし，最終補綴装置も同様の形態に仕上げた．歯肉縁下でオーバーハングの形態となっているが，BTAコンセプトにより歯垢の付着，細菌の侵入を防ぐことができる．ブラッシングもしやすい形態となっている．

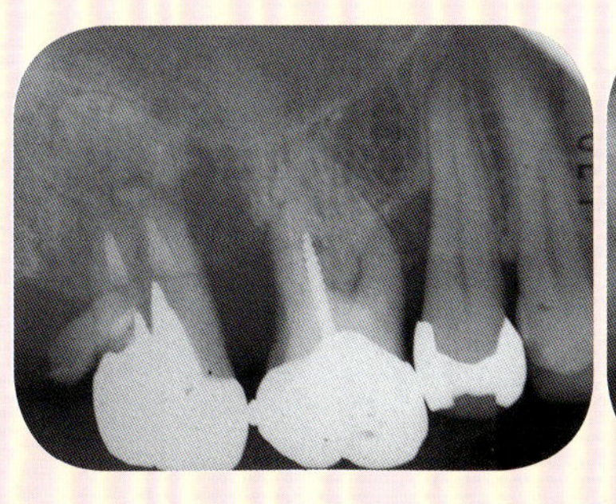

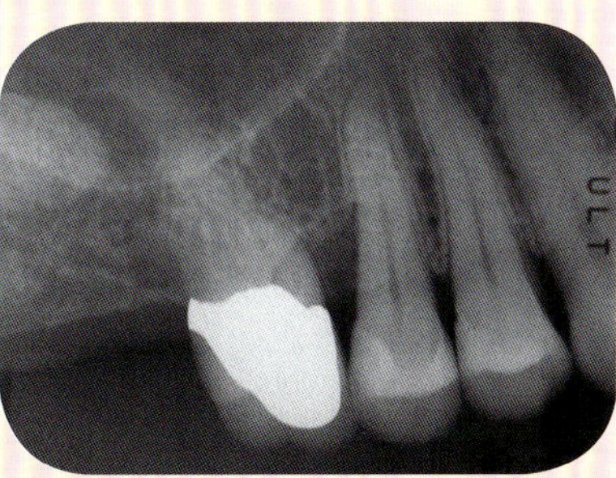

Ⅳ-d　術前と術後1年5カ月．

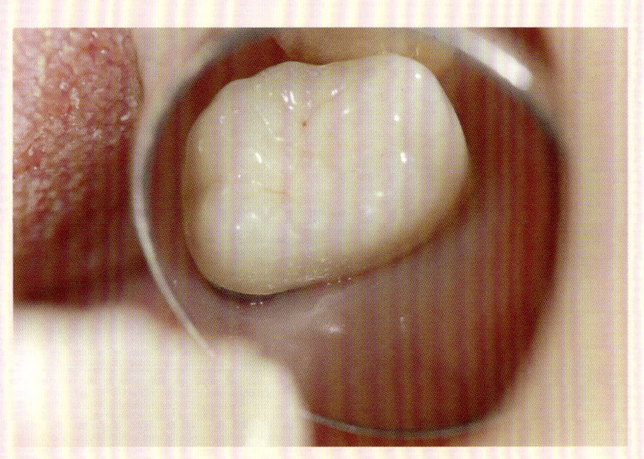

Ⅳ-e　装着2年2カ月後．

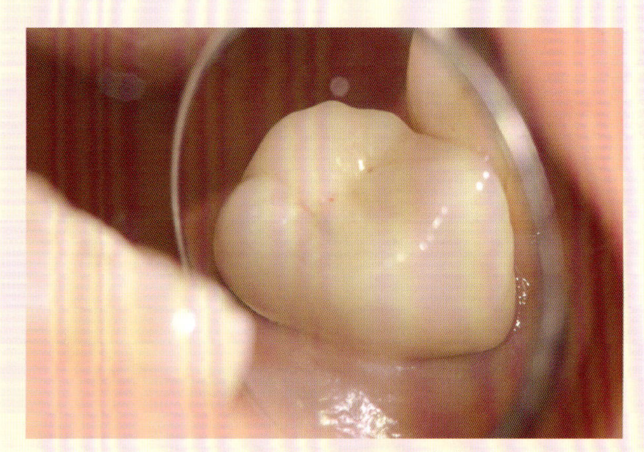

Ⅳ-f　術後5年8カ月の状態．

## 症例V 術後，マージン部に被った歯肉を退縮させるため逆ローリング法を指導した症例

**患者**：初診時38歳の女性.

歯茎が見え過ぎるのが気になるということで来院（V-a）.

21|12 にBTAテクニック®を用いたラミネートベニアを装着し，歯肉ラインを根尖方向に移動した．43|は通常のラミネートベニアを装着，|③4⑤は通常のジルコニアによるブリッジを装着した（V-b）.

術後10カ月では21|に発赤が認められ，BTA部のアダプテーション度合い（53頁の**4-6図**参照）はアウターマージンに歯肉が被っているType 4（++）であった（V-c）．被った歯肉を退縮させるために，硬めの歯ブラシで歯冠側から歯肉側に毛先を回転させる逆ローリング法を指導した（V-d）．術後4年では，歯肉に発赤は認められない（V-e）.

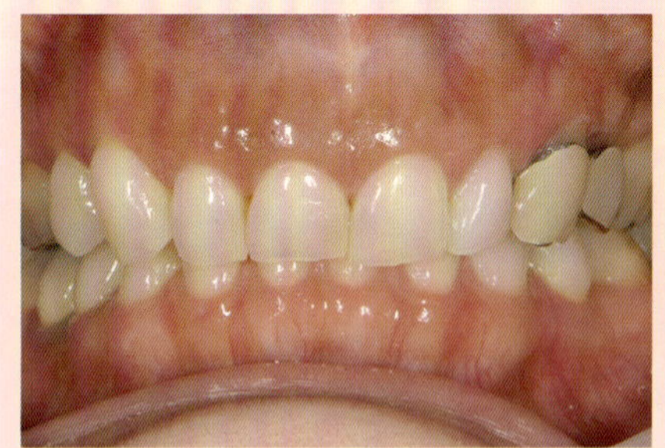

V-a　術前.

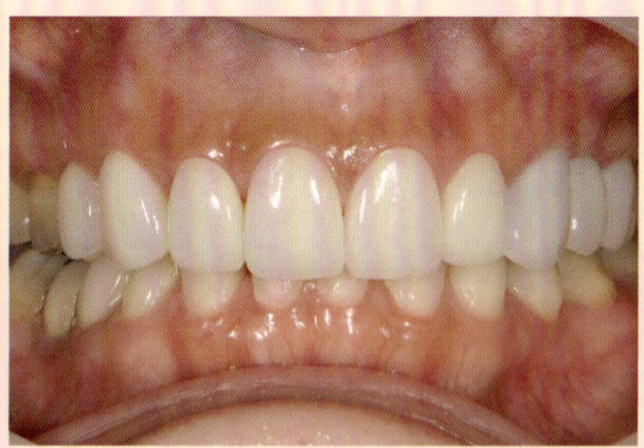

V-b　術後.

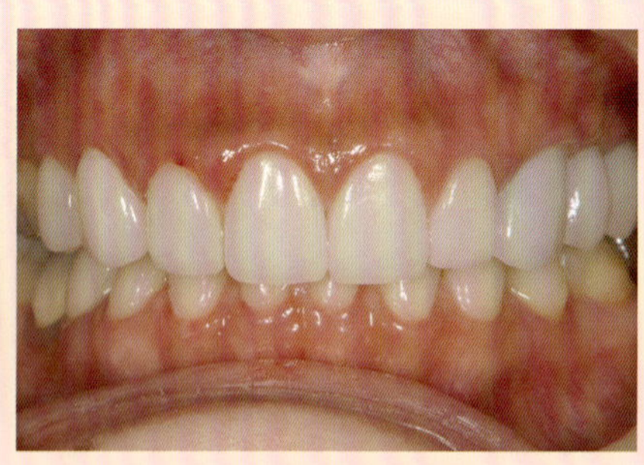

V-c　術後10カ月.

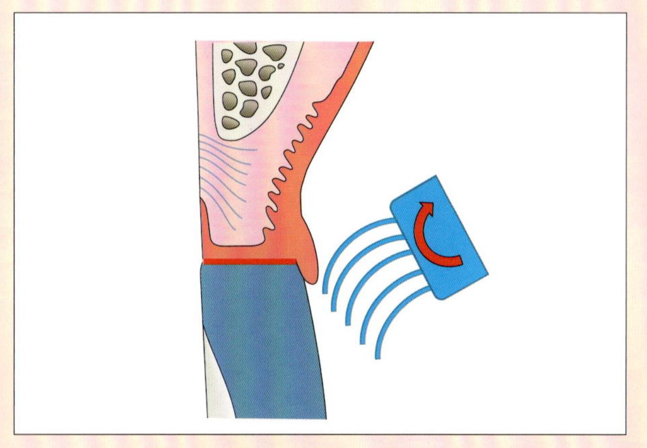

V-d　指導した逆ローリング法.

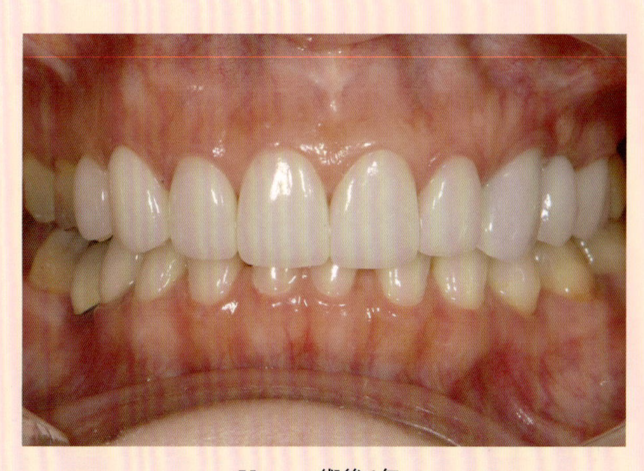

V-e　術後4年.

# 付章

# 病理学的にみた
BTAテクニック®における
上皮付着の可能性

[ 下野正基 ]

歯肉には，①歯の位置の安定的維持，②防御機構，③恒常性の維持，④歯との接着機構，⑤非分化状態の維持，⑥白血球遊走のための通路を提供，などの機能が備わっている[1]．特に近年の分子生物学的研究によって，歯との接着機構の詳細が明らかとなってきた．本章では，歯肉が歯と接着する分子機構から，BTA テクニック®における上皮付着の可能性について考えてみたい．

## I．BTAテクニック®では生物学的幅径は維持されるか？

BTA テクニック®では，歯肉ラインを根尖側に移動するために歯肉切除を行う．歯肉切除の程度と生物学的幅径の関係はどうなっているのだろうか？

健常な歯肉では，歯肉頂と歯槽骨頂の間には約 1 mm の生理的歯肉溝，その根尖側に約 1 mm の上皮性付着，そして約 1 mm の結合組織性付着が存在する（**図 1**）[2]．

切除する位置が歯肉頂から約 1 mm の部位なら，おおよそ生理的歯肉溝底に相当し，歯槽骨頂との間には約 1 mm の上皮性付着と約 1 mm の結合組織性付着が存在することになる．したがって，切断後の歯肉にはエナメル質側（内側）に付着上皮が，口腔側（外側）には口腔上皮が残存し，両者の間には歯肉固有層の結合組織が介在する．

健常な歯肉の歯肉頂から約 2 mm の部位を切除すると，上皮性付着の部分は除去さ

**ひとロメモ**

**●生物学的幅径（biological width）**
健常な歯肉では付着上皮による上皮性付着の幅約 1 mm と，歯槽骨縁上の結合組織性付着の幅約 1 mm が常に保たれているのが望ましいとする臨床的な考え方をいう．これに歯肉溝の幅約 1 mm を加えて，生物学的幅径は 3 mm とする考え方もある．

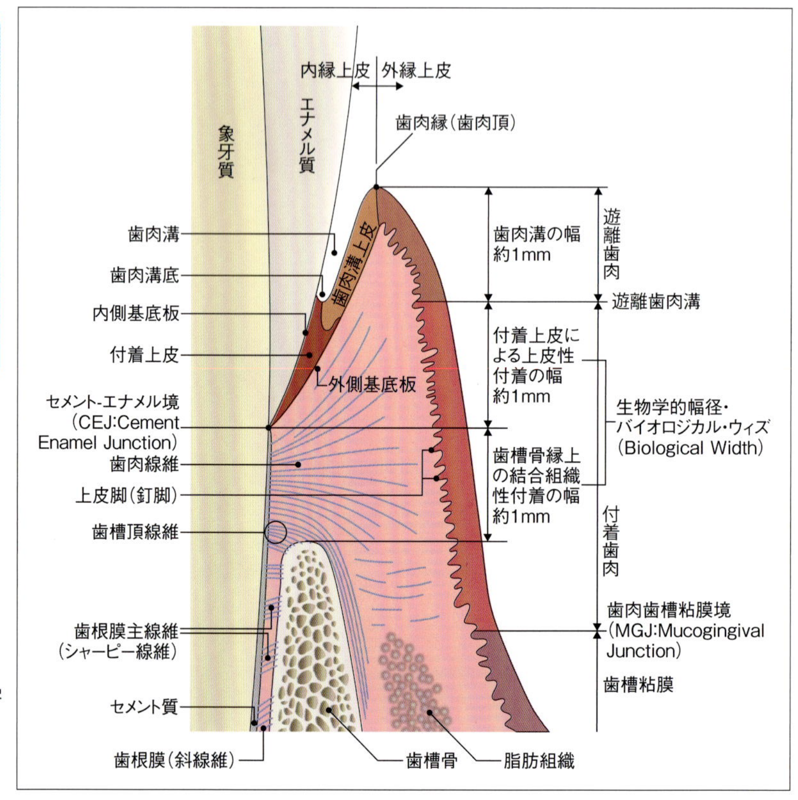

図 1　歯肉組織の構造と生物学的幅径を示す模式図（文献 2 より引用）．

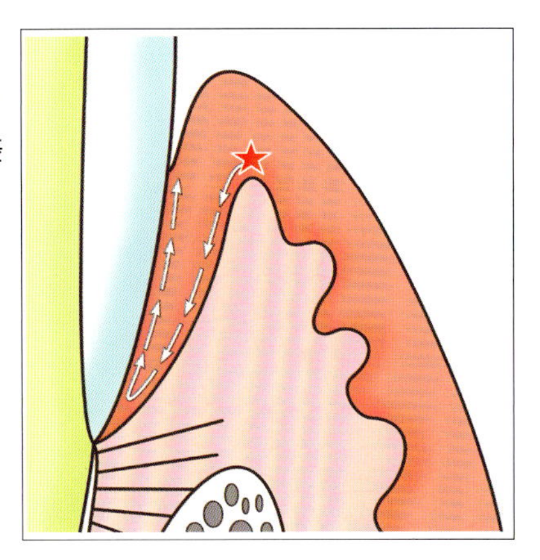

**図2**　付着上皮のターンオーバーを示す模式図.
分裂増殖した歯肉口腔上皮の基底細胞（★印）がセメント－エナメル境に向かって遊走し，エナメル質の表面を移動して歯肉溝に脱落すると考えられている.

**ひとロメモ**

**●ターンオーバー（turnover）**

ターンオーバーとは，若い新しい細胞によって組織が生まれ変わる代謝サイクルのことをいう．皮膚でいうと，表皮の細胞が基底細胞から表面へ押し出され角質層から剥がれ落ちるまでのサイクルである．皮膚の代謝サイクルに必要な時間（ターンオーバー時間）は，約28日で，歯肉口腔上皮は9～12日といわれている.

れ，歯槽骨頂との間には約1mmの結合組織性付着だけが存在する．したがってこの場合，歯肉切除直後では生物学的幅径は維持されていないことになる．実験的に歯肉を切除した後，無処置で放置し，何も処置を施さなければ，再生上皮がセメント－エナメル境まで伸展し，約2週後には上皮性付着が獲得されることが確認されている.

歯肉退縮によって，歯肉頂がセメント－エナメル境を越えて根尖側に移動しても，歯槽骨頂までの間には約1mmの上皮性付着と約1mmの結合組織性付着が介在することが知られている[3).]

## Ⅱ．エナメル質側に残存した上皮組織はどうなるのか？

一般に付着上皮のターンオーバーは，歯肉口腔上皮の基底細胞が分裂増殖し，これがセメント－エナメル境に向かって遊走し，エナメル質の表面を移動して歯肉溝に脱落すると考えられている（**図2**）[1, 4)].

約1mmの歯肉切除を行った場合，分裂能力を有し，付着上皮に細胞を供給している歯肉口腔上皮の基底細胞は除去され残っていない．歯の表面に残存する付着上皮には遊走能はあるものの，分裂・増殖能をもつ細胞は非常に少ないと考えられる[1, 4)].

## Ⅲ．歯肉切除後に上皮はどのように再生するのか？

臨床的に歯肉切除を行うと，歯肉上皮が再生することはよく知られている[5)]．実験的にラットおよびマウスの臼歯部口蓋側の歯肉を切除し，その後の治癒過程を検索したところ，切除直後の創面には大量のフィブリンおよび赤血球が滲出していた．切除後1日目では切断端と歯との距離は約0.5mmであったが，創面には挫滅組織や若干のフィブリンが存在し，上皮の再生が始まっているようにみえた（**図3－A**).

術後3日目には再生上皮は創面を被覆しながら歯の表面に向かって増殖し，その一

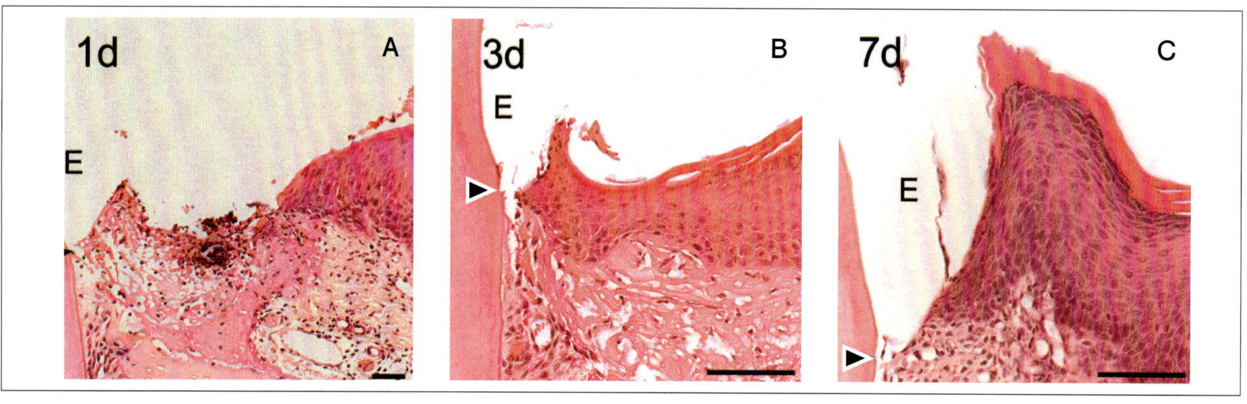


図３　切除後の歯肉再生を示す組織像（文献６，７より引用）．

Ａ：切除後１日目．切断端と歯との距離は約0.5mm．創面には挫滅組織や若干のフィブリンが存在し，上皮の再生が始まっているようにみえる．

Ｂ：術後３日目．再生上皮は創面を被覆しながら歯の表面に向かって増殖し，その一部がセメント－エナメル境（▲印）と接触している．

Ｃ：術後７日目．再生上皮の外形は，対照群の付着上皮のそれときわめてよく似ており，付着上皮の歯根側先端はセメント－エナメル境（▲印）に達している．

部がセメント-エナメル境と接触していた（**図３－Ｂ**）．術後５日目には，再生上皮は創面のほとんどを被覆し，セメント-エナメル境付近からエナメル質に沿って歯冠側へ増殖していた．

術後７日目の再生上皮の外形は，対照群の付着上皮のそれときわめてよく似ており，付着上皮の歯根側先端はセメント-エナメル境に達していた（**図３－Ｃ**）．14日目の再生上皮も７日目と同様で，対照群の付着上皮と区別がつかないほどまで元に復していた．このように，歯肉切除後に再生する歯肉は，切除前と同じような形をとって治癒することがわかった[5〜7]．

**ひと口メモ**

**●基底板（basal lamina）**

基底板は上皮細胞と結合組織を結びつける装置で，電子顕微鏡的には緻密板と透明板とに分けられる．緻密板は上皮細胞の基底側細胞膜と並行に走行する約 50nm の電子密度の高い層で，緻密板と細胞膜との間には幅約 45nm の明るい透明板が存在する．構成成分は，ラミニン，Ⅳ型コラーゲン，パーレカン，およびエンタクチン（またはニドゲン）であり，それぞれの間で特異的相互作用をもっている．

**●内側基底板（internal basal lamina）**

付着上皮と歯のエナメル質の間に存在する基底板をいう．

**●外側基底板（external basal lamina）**

付着上皮と歯肉結合組織との間に存在する基底板をいう．内側基底板と外側基底板の構成成分には大きな差異がある．

**●基底膜（basement membrane）**

一般に「基底膜」といわれている構造物は，特殊染色を施し光学顕微鏡で観察すると，電子顕微鏡でみたときよりも厚い構造物として認められる．これは，基底膜には上皮下コラーゲンの一部が含まれ，基底膜の染色に反応したためと考えられている．

## Ⅳ. 接着タンパクの発現は何を意味するのか？

端的にいえば，分泌性の接着性タンパクであるラミニンが発現しているということは，基底板が形成されていることを意味する．膜貫通性の接着性タンパクであるインテグリンが発現しているということは，ヘミデスモゾームが存在することを示している．上皮細胞が結合組織と接着するためにはラミニンやインテグリンは必須のタンパク質である[8～10]．

## Ⅴ. 再生歯肉上皮に接着タンパクは発現するのか？

われわれは，歯肉切除後に，再生する歯肉上皮における接着タンパクの発現を観察するために，未固定・非脱灰の切片を作成して，ラミニン（ラミニン-5）およびインテグリン（インテグリン$\beta_4$とインテグリン$\alpha_3$）の発現を免疫組織化学的に検索した[6]．

無処置対照群の歯肉付着上皮では，ラミニンおよびインテグリンのいずれもが内側基底板および外側基底板に発現していた．歯肉切除の1日後には，ラミニンおよびインテグリンに対する帯状の強い陽性反応が再生上皮と結合組織の間に認められた（**図4-A～C**）．3および5日後では，これらの接着性タンパクは歯根表面や再生上皮直下の結合組織内にび漫性に存在しており，7日後には内側基底板でも観察された．14日後になると，無処置対照群と同様に，ラミニンおよびインテグリンのいずれもが，内側基底板および外側基底板に発現していた（**図5-A～C**）．

再生上皮におけるラミニンとインテグリンの発現を要約すると，**図6**のようになる．切除後3日目では外側基底板にのみ発現が認められるが，7日後では，不完全ながら内側基底板と外側基底板の両方に発現する．さらに詳しく観察すると，ラミニン

**ひとロメモ**

**●ヘミデスモゾーム（hemidesmosome）**
ヘミデスモゾームは半接着斑ともいい，上皮細胞と基底膜とを結合する直径0.1～0.5$\mu$mの構造物である．構成する分子として，プレクチン，BP230，インテグリン$\alpha_6\beta_4$，BP180などが知られている．

**●ラミニン（laminin）**
ラミニンは基底板（基底膜）に特異的に存在する，分子量約100万の巨大な接着性糖タンパク質である．構造は十字架の形をしており，上皮細胞の接着を促進するはたらきがある．現在，ラミニンサブユニットは$\alpha$鎖の5種，$\beta$鎖の3種，$\gamma$鎖の3種が知られており，実際には12種類のラミニン分子が存在する．

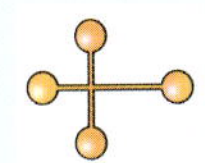

**●インテグリン（integrin）**
インテグリンは細胞接着性タンパク質に対する細胞膜上のレセプタータンパク質である．インテグリンは$\alpha\beta$ヘテロ二量体の（$\alpha$と$\beta$の2つのサブユニットが1：1で静電気的に結合している）タンパク質であり，16種類の$\alpha$と8種類の$\beta$があり，その組み合わせによって22種類のインテグリン分子種が知られている．

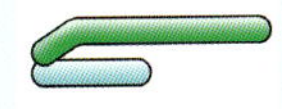

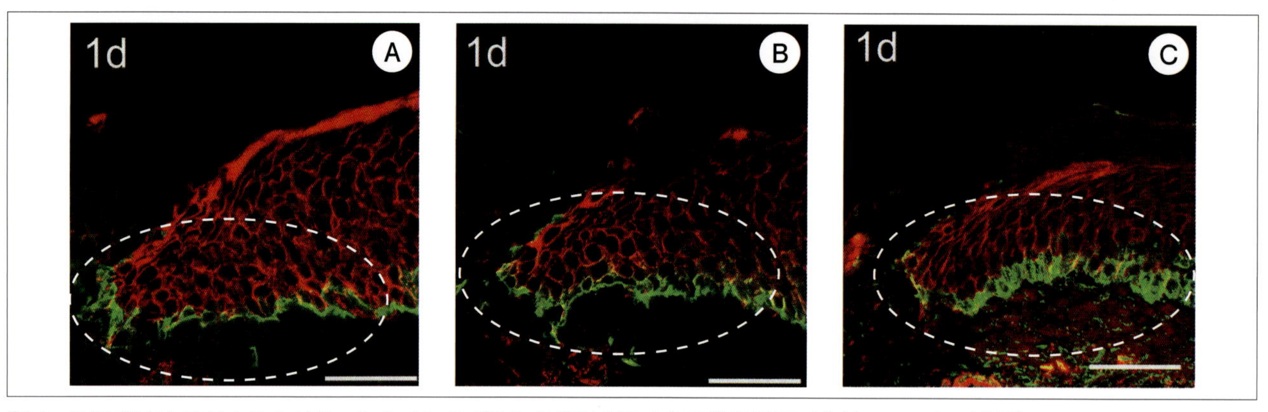


図4　再生歯肉上皮におけるラミニンとインテグリンの発現を示す免疫蛍光写真（文献6，7より引用）.
A：ラミニン（ラミニン-5），B：インテグリン$\beta_4$，C：インテグリン$\alpha_3$.
歯肉切除の1日後には，ラミニンおよびインテグリンに対する帯状の強い陽性反応が再生上皮と結合組織の間に認められた（点線の楕円で囲んだ部分）.

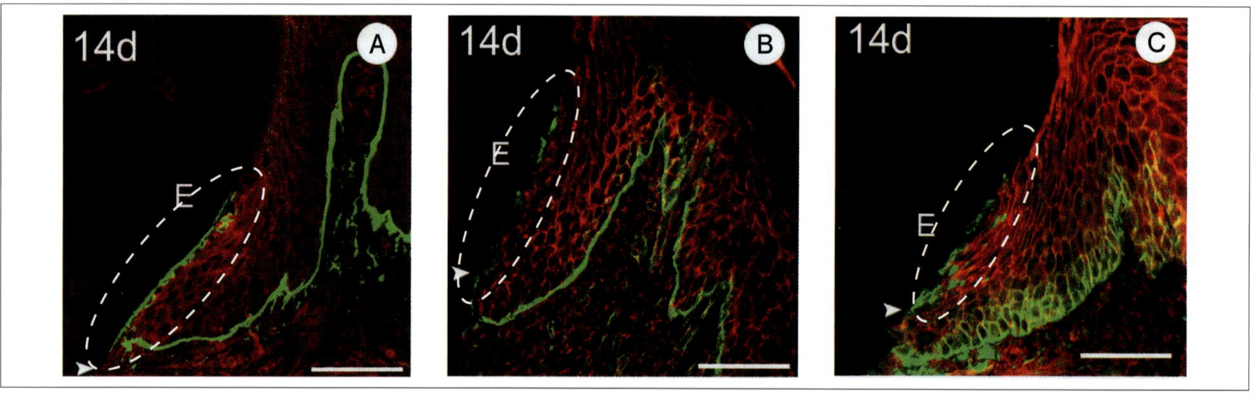


図5　再生歯肉上皮におけるラミニンとインテグリンの発現を示す免疫蛍光写真（文献6，7より引用）.
A：ラミニン（ラミニン-5），B：インテグリン$\beta_4$，C：インテグリン$\alpha_3$.
切除後14日目には，無処置対照群と同様に，ラミニンおよびインテグリンのいずれもが，内側基底板および外側基底板に発現していた（点線の楕円で囲んだ部分）.

の発現のほうがインテグリンよりも早く認められた．このことから，インテグリンよりも早い時期に結合組織内に発現したラミニンが再生上皮細胞の遊走・接着のための足場となり，インテグリン（$\alpha_3\beta_1$）と結合して細胞移動に，そして別のサブタイプであるインテグリン$\alpha_6\beta_4$と結合してヘミデスモゾームを形成するものと考えられた[6，7]．

## Ⅵ．歯肉切除後に4-METAレジンパックを適用するとどうなるか？

歯肉切除後の治癒，すなわち歯肉上皮組織の再生はレジンパックによってどのような影響を受けるかを調べた．具体的には，ラットの第一および第二臼歯をリン酸エッチング，水洗の後，口蓋側歯肉を約1mm幅で切除した．次いで，切除部全体を覆うように4-METAレジンを塗布し，レジン塗布後の歯肉の治癒・再生過程を観察し

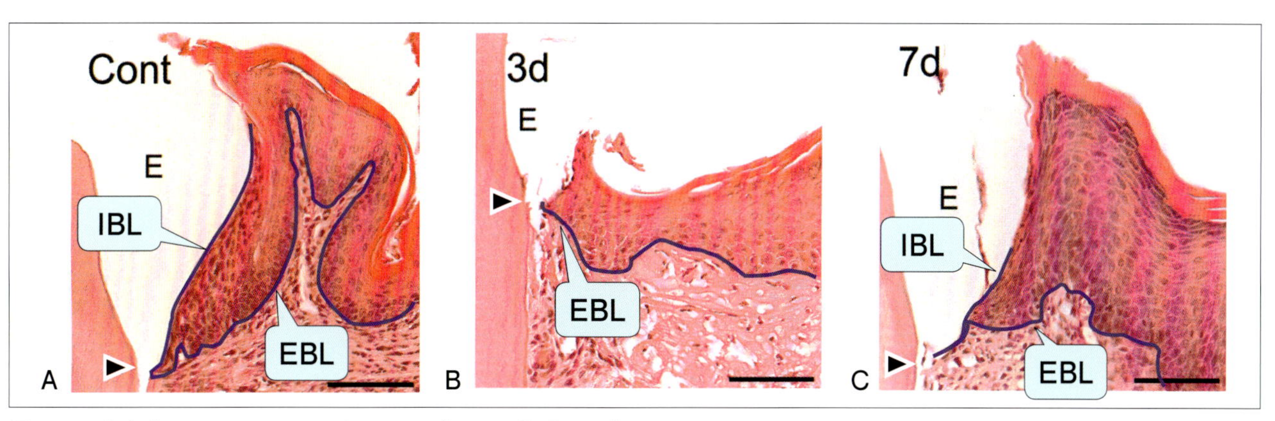


**図6**　再生上皮におけるラミニンとインテグリンの発現を要約した図.
A：無処置対照群，B：切除後３日目，C：切除後７日目.
青線で示すように，無処置対照群では内側基底板（IBL）と外側基底板（EBL）の部位にラミニンとインテグリンの発現がみられる．切除後３日目では外側基底板にのみ発現が認められるが，7日後では不完全ながら内側基底板と外側基底板の両方に発現する.

た[7, 11].

基底細胞に類似した細胞から構成された再生上皮はレジンの下面に伸展し（**図7-A**），術後５日目にはエナメル質に到達していた（**図7-B**）．術後14日でも再生上皮は不完全であり，中間層が非常に薄く，角化層は認められなかった（**図7-C**）.

4-META レジンは，エッチングを行ったエナメル質とのみ化学的に接着しているのが観察された．これは，4-META レジンが水分の存在下でも重合が可能であるという重合特性に起因しており，切除面に血液や唾液といった水分が多量に存在することから，モノマーが組織内に深く浸透することなく，4-META レジンは創面を軽くカバーするにとどまったために，再生上皮が増殖・遊走するスペースが生じたものと考えられる.

術直後および術後１日目では，残存上皮の基底板にのみラミニンの発現が認められた（**図7-D**）．術後３日目になると，残存上皮基底板のみならず，再生上皮とレジンとの界面にもラミニンの陽性反応を観察することができた．術後５日目以降になると，ラミニンの発現は再生上皮と結合組織との間の基底板，上皮とエナメル質との界面および上皮とレジンとの界面に認められた（**図7-E・F**）.

一方，インテグリン（$\beta_4$）の発現も，レジンに面する細胞で観察された．ラミニンとインテグリンの二重免疫蛍光法では，ラミニンは赤色の蛍光として，インテグリンは緑色の蛍光として観察できた．ラミニンの陽性反応は，切除後３日目の再生上皮と結合組織間の基底板および上皮とレジンの界面に認められた（**図8**）．このことから，再生上皮とレジンとの間にはヘミデスモゾームと基底板が形成され，上皮細胞とレジンが接着タンパクによって接着していると考えられた[7, 11].

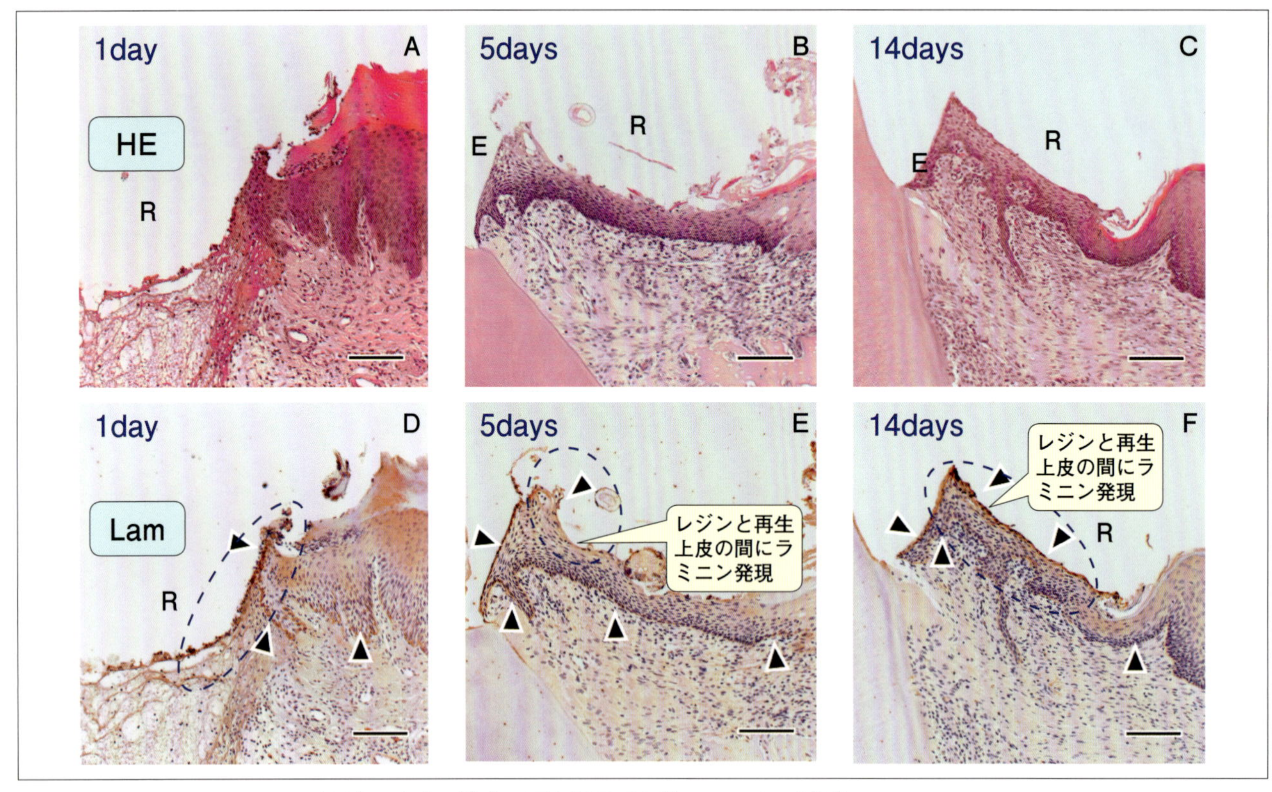


図7　4-META レジンパック適用後の歯肉の治癒・再生過程（文献7，11より引用）.
上段：HE 染色，下段：ラミニン免疫染色．R：レジン．
A：１日後では基底細胞に類似した細胞から構成された再生上皮はレジンの下面に伸展している．
B：術後５日目にはレジンの下面を伸展した再生上皮はエナメル質に到達し，その先端はセメント－エナメル境に位置している．
C：術後14日でも，レジンに接した再生上皮は不完全であり，中間層が非常に薄く，角化層は認められない．
D：術後１日目では，残存上皮の基底板と再生上皮先端にのみラミニンの発現が認められる（▲印）．点線の楕円は再生上皮とレジンの界面を示す．
E：術後５日目のラミニン発現（▲印）は再生上皮と結合組織との間の基底板，上皮とエナメル質との界面および上皮とレジンとの界面（点線の楕円）に認められる．
F：術後14日目のラミニン発現（▲印）は５日後のそれとほぼ同様である．

**ひとロメモ**

**● 4-META レジン（4-META/MMA-TBB レジン）**
接着性レジン．エナメル質や象牙質に対して優れた接着性を示し，生体親和性も高い．直接覆髄しても良好な臨床経過をとる，と報告されている．

## Ⅶ. 4-META レジンパックを除去すると歯肉上皮はどのように変化するか？

4-META レジン（レジンパック）を歯肉切除創面に直接適用し，２週後にレジンを機械的に除去した．レジンパック除去後１日目の薄い再生上皮が剝がれた部位では結合組織が露出しているのが観察された（**図９－A**）．除去後３日目では再生上皮のす

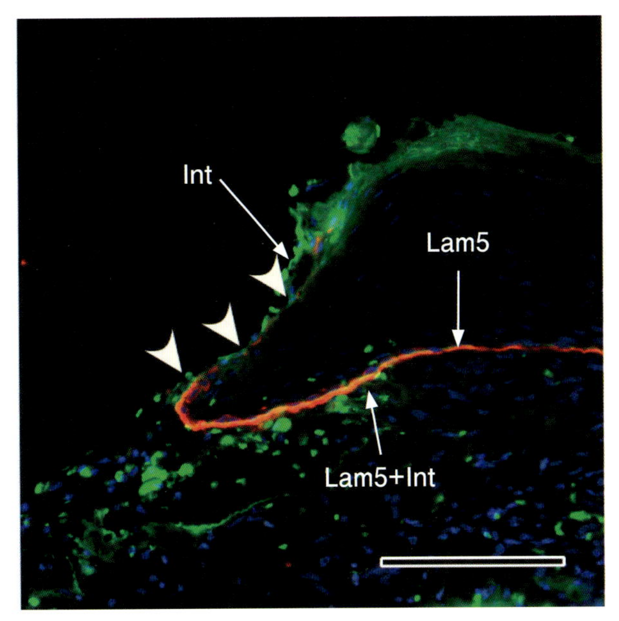


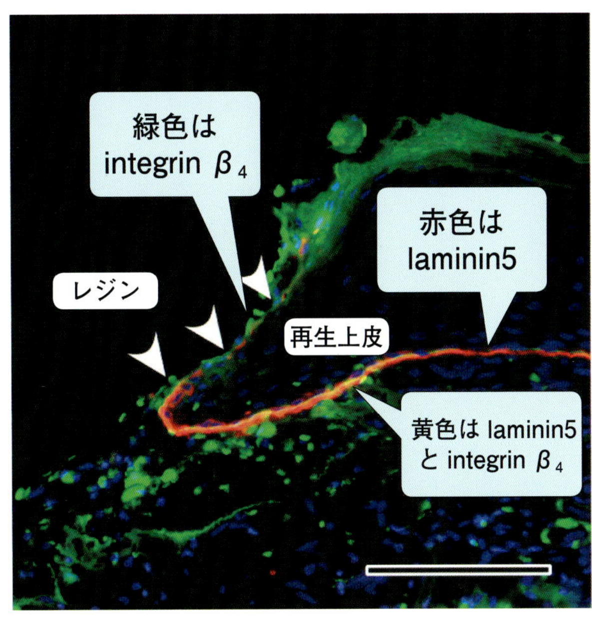


図8　4-META レジンパック適用後の歯肉の治癒・再生過程（文献7，11より引用）.
再生上皮先端部におけるラミニン（Lam5）とインテグリン$\beta_4$（Int）の二重免疫蛍光写真．術後3日目.
ラミニンの陽性反応は赤色で，インテグリンの発現は緑色で示される．黄色の部分はラミニンとインテグリンの両方が発現している.

べてに角化層が認められ（**図9-B**），術後5日目と7日目には基底細胞，棘細胞，顆粒細胞および角質を有する完全な上皮を観察することができた（**図9-C**）.

レジンを直接応用した実験群でみられたラミニンは，レジンパック除去後1日目では結合組織と接する基底膜に認められたものの，再生上皮の最外側では消失していた（**図9-D**）．除去後3日では，付着上皮の内側基底板にもラミニンが局在しており（**図9-E**），5日以降では正常歯肉と同様の発現様式を示していた（**図9-F**）[7, 11].

## Ⅷ．再生上皮は角化するか？

さらに上皮細胞の分化マーカータンパク質であるサイトケラチン14の発現は未分化な上皮細胞にみられることが知られている．レジン応用後1日目では4-META レジンと接する細胞に陽性像が観察されたが，レジンを除去すると直ちにサイトケラチン14の陽性反応は消失し（**図9-G**），3日目の長い付着上皮に発現するのみであった（**図9-H**）．したがって，4-META レジンと接して再生した上皮は，付着上皮同様に非角化の未分化な細胞であることが示唆され，レジンを除去すると直ちに再生上皮細胞は角化を始め，正常な分化が引き起こされたものと考えられた[11].

## Ⅸ．セラミックに対する細胞応答

BTA テクニック®では，歯肉ラインを根尖側に移動するために約1mm 程度の歯

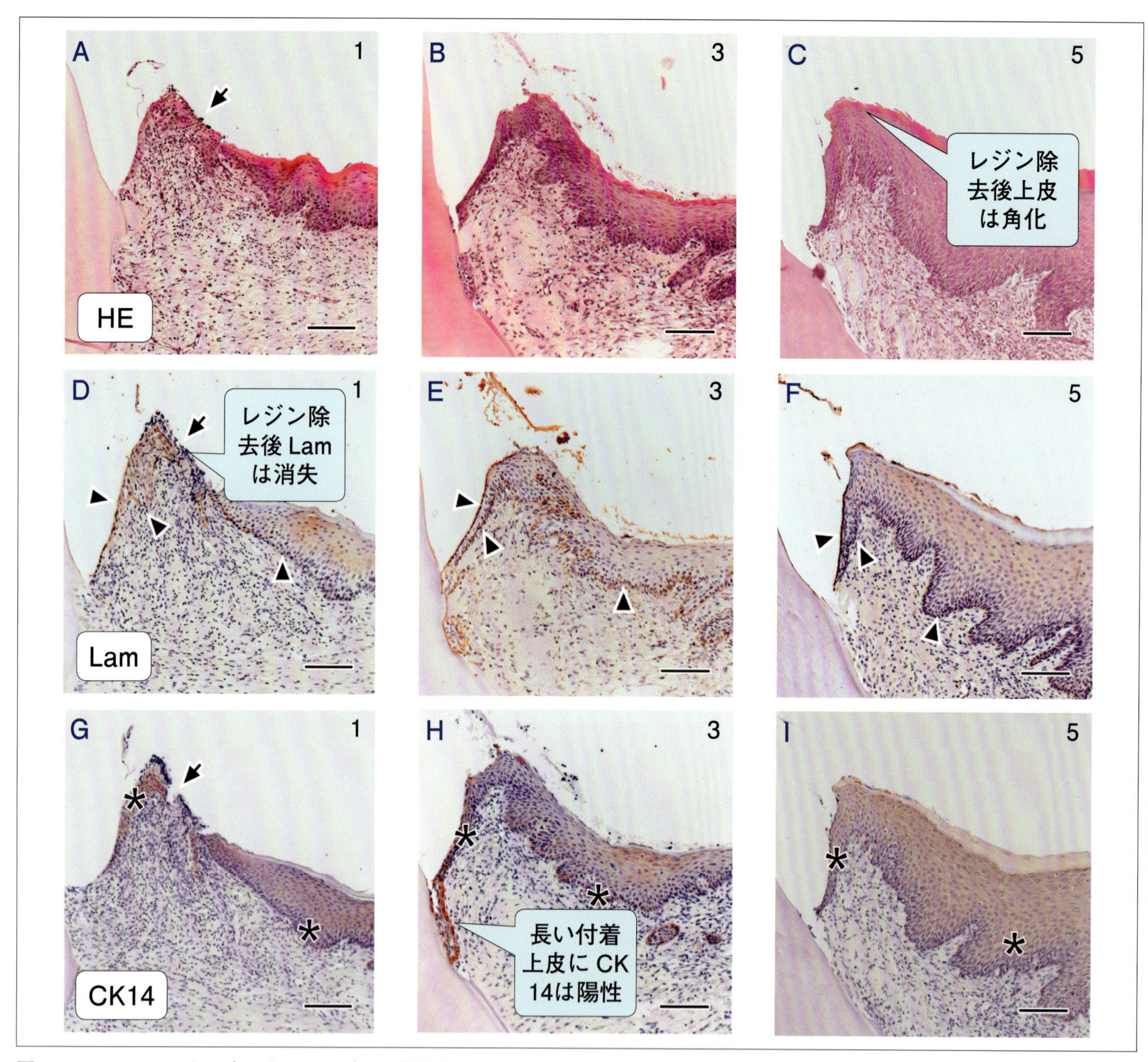


図9　4-META レジン（レジンパック）を直接適用し，２週後にレジン除去の治癒過程（文献７，11より引用）.
**上段**：HE 染色，**中段**：ラミニン免疫染色，**下段**：サイトケラチン14免疫染色.
A：レジンパック除去後１日目で薄い再生上皮が剝がれた部位では結合組織が露出しているのが観察される（矢印）.
B：除去後３日目では再生上皮のすべてに角化層が認められる.
C：術後５日目には基底細胞，棘細胞，顆粒細胞および角質を有する完全な上皮を観察することができる.
D：ラミニンは，レジンパック除去後１日目で結合組織と接する基底膜に認められたものの（▲印），再生上皮の最外側では消失している.
E：除去後３日では，付着上皮の外側基底板のみならず内側基底板にもラミニンが局在している（▲印）.
F：5日以降では正常歯肉と同様の発現を示している．▲印はラミニンの発現を示す.
G：レジン除去後１日目ではサイトケラチン14の発現は一部の細胞にみられるにすぎない（★印）．矢印は結合組織の露出部を示す.
H：レジン除去後３日目の長い付着上皮にサイトケラチン14は強く発現している．★印は陽性反応を示す.
I：除去後５日目のサイトケラチン14の発現．★印は陽性反応を示す.

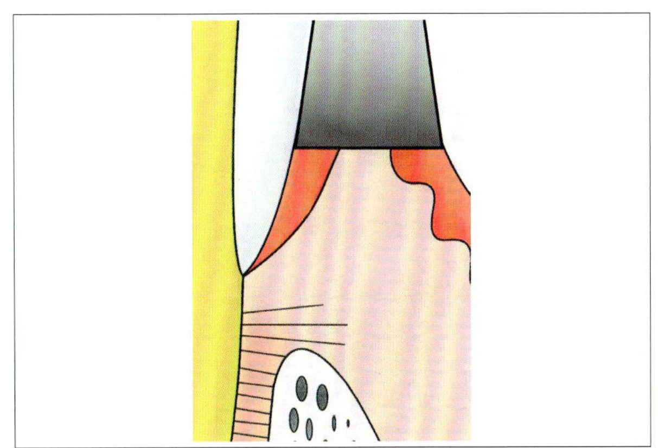

**図10**　歯肉を切除し，セラミックを装着したBTAテクニック®の模式図．歯肉切除により歯肉口腔上皮の基底細胞は除去される．したがって，付着上皮に細胞を供給する増殖細胞は残っていない．

**ひとロメモ**

**●サイトケラチン（cytokeratin）**

歯肉上皮細胞の中間径フィラメントはサイトケラチンタンパクから成っている．サイトケラチン14は未分化な細胞の指標となる．

肉切除を行う．切除した部位にセラミックによる補綴が行われるが（**図10**），歯肉組織はどのような反応を示すのであろうか？　このような状況を想定した実験データをわれわれはもっていないが，前述した研究結果およびこれまで報告されている文献から考察を試みてみたい．

セラミックは金属を除く無機化合物のすべてを意味し，典型的には金属原子と非金属原子が共有結合やイオン結合したもので，金属の酸化物が多い[12]．近年，歯科用セラミックとして酸化アルミニウムおよびジルコニアが注目されているが，セラミックの構成成分は広汎で，特性も多彩である．このため，BTAテクニック®におけるセラミックに対する上皮細胞の応答を正確に知ることはできない．

しかし文献的には，歯肉上皮細胞はセラミック材（リン酸三カルシウムとマグネシウム・酸化アルミニウムから成る）に対してよく接着していた，とする研究が報告されている[13]．またごく最近，酸化アルミニウム・ジルコニア複合体は関節形成手術に十分な生体親和性を有するという *in vitro* および *in vivo* の研究も知られている[14]．

さらに，チタンに比べて，ジルコニアセラミックスは骨芽細胞様細胞の接着，細胞増殖および細胞分化に著しく強い影響を及ぼし，ジルコニアの表面形状が骨芽細胞に及ぼす影響はほとんどないという報告もある[15]．九州大学グループの一連の研究は，インプラント周囲上皮はラミニンによってチタンインプラントと接着していることを明らかにしている[16〜19]．また，長い付着上皮はセメント質との間にラミニンおよびインテグリンを形成することが示されている[20]．

図11　セラミックに隣接する上皮細胞の変化（仮説）.
A：歯肉溝に相当する部位にはセラミックが存在するため，細胞の剝離脱落は抑制される．このため，歯の表面に残存した付着上皮は徐々に変性もしくは細胞死（アポトーシス）によって消失すると考えられる．一方，歯肉表層の口腔上皮は活発に増殖して，切断された歯肉組織とセラミックとの間に侵入する．
B：増殖・侵入した歯肉表層の口腔上皮は歯の表面に残存した付着上皮と連続する．時間の経過に伴って，残存付着上皮は新生した口腔上皮由来の細胞によって置き換えられる，と推測できる．

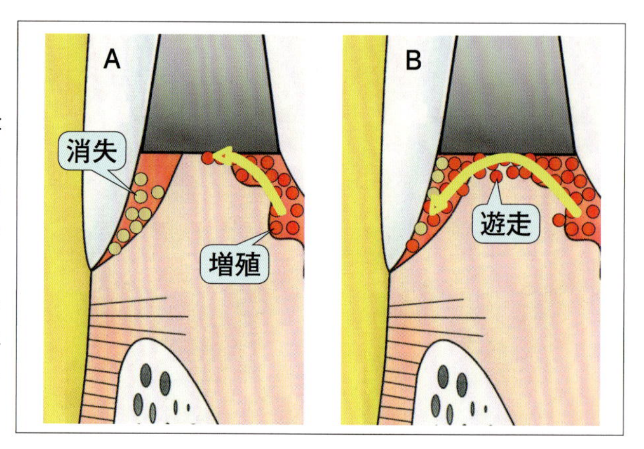


## X．セラミックに隣接する上皮細胞はどのような変化をするのか？

BTA テクニック®では，歯肉溝に相当する部位にセラミックが存在するため，細胞の移動も抑制される．このため，歯の表面に残存した付着上皮は徐々に変性もしくは細胞死（アポトーシス）によって消失すると考えられる（**図11－A**）.

一方，歯肉表層の口腔上皮は活発に増殖して，切断された歯肉組織とセラミックとの間に侵入して，一部は歯の表面に残存した付着上皮と連続する．時間の経過に伴って，残存付着上皮は新生した口腔上皮由来の細胞によって置き換えられる，と推測できる（**図11－B**）.

再生上皮がラミニンによってチタンと接着することができるのであれば，再生上皮がラミニンを介してセラミックと接着している可能性も十分考えられる．ラミニンによる接着は基底板の形成を意味するので，再生上皮は未分化な細胞であり，そのターンオーバーは，「口腔上皮基底側→結合組織側→付着上皮部→セラミック側→口腔上皮表層部」と移動していくことが示唆される（**図12**）.

## XI．BTAテクニック®における上皮付着の可能性

可能性を要約すると，BTA テクニック®によって，切断された歯肉口腔上皮は増殖して，セラミックの下に侵入し，歯の表面に残存した付着上皮と連続する．歯の表面に残存した付着上皮は徐々に変性もしくは細胞死（アポトーシス）によって消失すると考えられる．残存付着上皮は新生した口腔上皮由来の細胞によって徐々に置き換えられる．セラミックと接する再生上皮は未分化でセラミックとはラミニン（基底板）を介して接着している，と推測できる．

**付章の参考文献**

1）下野正基，山村武夫，雨宮　璋，二階宏昌訳：シュレーダー歯周組織．医歯薬出版．東京，1989.
2）橋本貞充：正常な歯周組織とは？デンタルハイジーン別冊　臨床に活かす！歯と口腔のビジュアルガイ

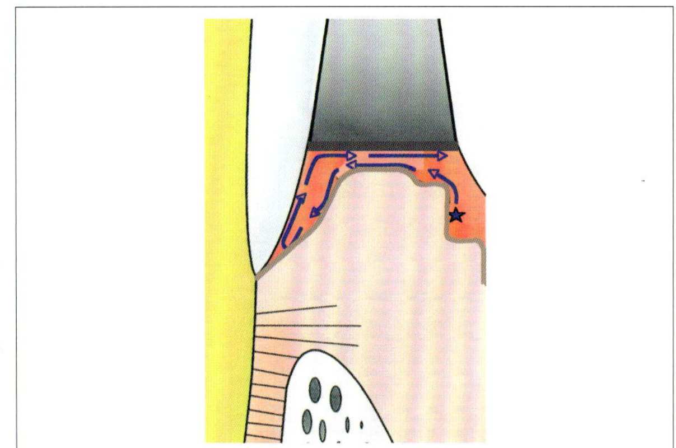

**図12**　再生上皮がラミニンによってセラミックと接着しているとすれば，そこには基底板が形成されており，未分化な再生上皮のターンオーバーは，「口腔上皮基底側（★印）→結合組織側→付着上皮部→セラミック側→口腔上皮表層部」と移動していく可能性が考えられる．


ド．30-33，2007．

3）江澤庸博：一からわかるクリニカルペリオドントロジー．医歯薬出版，東京，2001．

4）下野正基，橋本貞充：歯周組織の構造と機能．下野正基，飯島国好編，“治癒の病理”．17-37，医歯薬出版，東京，1988．

5）下野正基，山村武夫：歯周組織の再生．下野正基，飯島国好編，“治癒の病理”．69-86，医歯薬出版，東京，1988．

6）Masaoka T, Hashimoto S, Kinumatsu T, Muramatsu T, Jung H-S, Yamada S, Shimono M：Immunolocalization of laminin and integrin in regenerating junctional epithelium of mice after gingivectomy. J Periodont Res, 44：489-495, 2009.

7）下野正基，土谷穏史，正岡孝康，杉澤幹雄，衣松高志，山田　了，橋本貞充：4-META/MMA-TBBレジンは歯周パックとして有用である―接着タンパク発現からの提言―．歯界展望，114（2）：256-267，2009．

8）Hormia M, Owaribe K, Virtanen I et al：The dento-epithelial junction：cell adhesion by type I hemidesmosomes in the absence of a true basal lamina. J Periodontol, 72：788-797, 2001.

9）Hormia M, Sahlberg C, Thesleff I, Airnenne T：The epithelium-tooth interface —a basal lamina rich in laminin-5 and lacking other known laminin isoforms. J Dent Res, 77：1479-1485, 1998.

10）Tanno M, Hashimoto S, Muramatsu T, Matsuki M, Yamada S, Shimono M：Differential localization of laminin $\gamma_2$ and integrin $\beta_4$ in primary cultures of the rat gingival epithelium. J Periodont Res, 41：15-22, 2006.

11）Tsuchiya Y, Muramatsu T, Masaoka T, Hashimoto S, Shimono M：Effect of the dental adhesive, 4-META/MMA-TBB resin, on adhesion and keratinization of regenerating oral epithelium. J Periodont Res, 44：496-502, 2009.

12）小田　豊：新編歯科理工学，第4版．学建書院，東京，2007．

13）Niederauer GG, McGee TD, Keller JC, Zaharias RS：Attachment of epithelial cells and fibroblasts to ceramic materials. Biomaterials, 15：342-352, 1994.

14）Roualdes O, Duclos ME, Gutknecht D, Frappart L, Chevalier J, Hartmann DJ：*In vitro* and *in vivo* evaluation of an alumina-zirconia composite for arthroplasty application. Biomaterials, 31：2043-2054, 2010.

15）Hempel U, Hefti T, Kalbacova M, Wolf-Brandstetter C, Dieter P, Schlotting F：Response of osteoblast-like SAOS-2 cells to zirconia ceramics with different surface topographies. Clin Oral Implants Res, 21：174-181, 2010.

16）Ikeda H, Yamaza T, Yoshinari M, Ohsaki Y, Ayukawa Y, Kido MA, Inoue T, Shimono M, Koyano K, Tanaka T：Ultrastructural and immunoelectron microscopic studies of the peri-implant（Ti-6Al-4V）interface of rat maxilla. J Periodontol, 71：961-973, 2000.

17）Shiraiwa M, Goto T, Yoshinari M, Koyano K, Tanaka T：A study of the initial attachment and subsequent behavior of rat oral epithelial cells cultured on titanium. J Periodontol, 73：852-860, 2002.

18）Atsuta I, Yamaza T, Yoshinari M, Mino S, Goto T, Kido MA, Terada Y, Tanaka T：Changes in the distribution of laminin-5 during peri-implant epithelium formation after immediate titanium implantation in rats. Biomaterials, 26：1751-1760, 2005.

19）Atsuta I, Yamaza T, Yoshinari M, Goto T, Kido MA, Kagiya T, Mino S, Shimono M, Tanaka T：Ultrastructural localization of laminin-5（gamma2 chain）in the rat peri-implant oral mucosa around a titanium-dental implant by immuno-electron microscopy. Biomaterials, 26：6280-6287, 2005.

20）下野正基，橋本貞充，杉澤幹雄，正岡孝康，衣松高志，山田　了：長い付着上皮による上皮性付着は信頼できる治癒像である．歯界展望，110（3）：416-427，2007．

## ■BTA テクニック®に関する文献■

1）坪田健嗣：歯肉ラインを整える審美補綴法（BTA テクニック）の開発．日本補綴歯科学会誌，2（1）：26-35，2010.
2）坪田健嗣：生物学的審美補綴法　BTA テクニックで歯肉ラインを整える　（1）BTA テクニックとは何か．日本歯科評論，70（6）：109-116，2010.
3）坪田健嗣：生物学的審美補綴法　BTA テクニックで歯肉ラインを整える　（2）BTA テクニックが成功する生物学的背景．日本歯科評論，70（8）：95-104，2010.
4）下野正基：病理学的にみたBTA テクニックにおける上皮付着の可能性―坪田論文に寄せて．日本歯科評論，70（8）：105-114，2010.
5）坪田健嗣：生物学的審美補綴法　BTA テクニックで歯肉退縮を防ぐ―なぜBTA テクニックで歯肉退縮を防ぐことができるのか？．日本歯科評論，73（3）：75-84，2013.
6）坪田健嗣・佐藤秀一・下野正基：BTA テクニックの歯周病学的考察【補綴・ペリオ・病理の専門家による座談会】．日本歯科評論，74（12）：101-114，2014.
7）坪田健嗣，長谷川悦子：歯肉ラインを整え，歯肉退縮を防ぐBTA テクニック®の臨床―その後の経過観察結果から．日本歯科評論，79（8）：89-98，2019.
8）坪田健嗣：歯肉ラインを整える新審美補綴法―BTA テクニックできれいなスマイルを―．日本アンチエイジング歯科学会誌，vol. 4：40-46，2011.
9）小原信二：歯肉退縮を防ぐ配慮がなされた歯周補綴の臨床・技工―生物学的審美補綴法（BTA テクニック）における補綴製作の要件．歯科技工，42（3）：264-275，2014.
10）坪田健嗣：BTA（biological tissue adaptation technique）テクニック®の臨床．日本歯科先端技術研究所学術会誌，23（1）：14-20，2017.
11）Kenji Tsubota：Ten-year clinical observation of a porcelain laminate veneer seated with biological tissue adaptation（BTA）technique. Journal of Oral Science，59（2）：311-314，2017.
12）Kenji Tsubota，Shinji Obara：Correcting malaligned teeth with the biological tissue adaptation technique. Journal of Cosmetic Dentistry，33（2）：38-48，2017.
13）坪田健嗣：BTA マジック＆サイエンス～生物学的審美補綴法BTA テクニック®の真実．日本アンチエイジング歯科学会誌，Vol.11：125-130，2018.

# あとがき

６年ほど前にBTA テクニック®を正しく広める目的で，数人の歯科医師，歯科技工士，歯科衛生士とともに審美歯科BTA 研究会を立ち上げた．毎年，当会主催のセミナー，勉強会を数回開催し，日本歯科審美学会での会員発表も盛んに行うようになった．

日本歯科審美学会の学術大会では，毎年数十人のポスター発表から，優秀発表賞（デンツプライシロナ賞）として一人が選ばれるが，2012 年には会長の筆者が，その後 2016 年には専務理事の前島健吾先生が，2017 年には副会長の古谷彰伸先生が選ばれた．このように，BTA テクニック®が高く評価されたことは，たいへん嬉しくかつ光栄に思う．

また，筆者は日本の学会，セミナーでの講演だけでなく，2016 年には北京大学口腔医学院の審美歯科の教授から招待されて講演，2018 年には日本歯科審美学会の派遣演者として AACD（アメリカ美容歯科学会）で講演，2019 年９月には ADA（アメリカ歯科医師会）と FDI（国際歯科連盟）併催のワールドデンタルコングレスで，多数の応募の中から講師に選ばれ，BTA テクニック®に関する講演をする運びとなった．論文も日本語だけでなく英語で発表し，2017 年に JOS（Journal of Oral Science）と JCD（Journal of Cosmetic Dentistry）の２誌に掲載され，世界にBTA テクニック®を紹介することができた．

今回，１冊の書籍としてBTA テクニック®をまとめ，詳しい内容を多くの歯科医師，歯科技工士，歯科関係者に伝えることができるようになったことは，ありがたいことである．今後は補綴のみでなく，歯周病の治療法・予防法として，歯周病学者や病理学者による研究が行われることに期待しており，さらなる発展が遂げられるよう願っている．

末筆ながら，いつも楽しく研究会を盛り上げてくれる審美歯科BTA 研究会の仲間に感謝の意を表するとともに，東京歯科大学名誉教授 下野正基先生をはじめ本書の出版にご協力いただいた方々に深くお礼申し上げます．

## 著　坪田 健嗣（つぼた　けんじ）

1982 年　日本大学歯学部卒業
1987 年　赤坂フォーラムデンタルクリニック開設
〒 107-0052　東京都港区赤坂 7-5-34-108
審美歯科 BTA 研究会会長
日本大学歯学部補綴学講座兼任講師
日本歯科審美学会理事・認定医
日本アンチエイジング歯科学会常任理事・認定医
日本補綴歯科学会専門医
日本抗加齢医学会専門医

## 協力　下野正基（しもの　まさき）

東京歯科大学名誉教授

## 審美歯科 BTA 研究会

ホームページ：http://shinbishika-bta.cihp2.jp/
連絡先：bta@forum-dental.com




歯肉ラインを整え歯肉退縮を防ぐ
生物学的審美補綴法
**BTA テクニック® の臨床**


2019 年 9 月 11 日　第 1 版第 1 刷発行　<検印省略>

著　者　坪 田 健 嗣
発行者　髙 津 征 男

発行所　株式会社ヒョーロン・パブリッシャーズ
〒 101-0048　東京都千代田区神田司町 2-8-3　第 25 中央ビル
TEL 03-3252-9261 ～ 4　振替 00140-9-194974
URL：https://www.hyoron.co.jp　E-mail：edit@hyoron.co.jp
印刷・製本：錦明印刷





ISBN978 - 4 - 86432 - 054 - 2　C3047
落丁・乱丁本は書店または本社にてお取り替えいたします．